華志文化

# 你不可不知的
# 指壓按摩100招

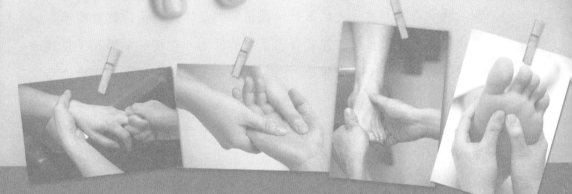

## 從頭到腳的呵護，一看就懂一學就會的簡易穴位按摩

中醫不外傳的**取穴**與**按摩**技巧

祖先世代傳承的**養生保健**妙招

善用**7**種指壓手法，有效擺脫**99**種常見病症

王書友、蔡鳴 醫師◆主編

# 前言

　　指壓按摩療法，最早見於我國西漢時期的馬王堆出土文物中，現代有所發展。近年來，隨著醫學科技的轉變，醫學界更為注重以人為本，更為注重健康與生存的品質。自己的健康自己掌握，已成為人們的共識。

　　自我按摩療法，強調自己動手，方法簡便易學，無需特殊的器械，不受場地的限制，療效顯著，安全可靠，經濟實惠。

　　現代人們的健康觀是自我保健，做好自我保健能使自己健康長壽。在醫學觀念和模式日益發展的今天，更應注意健康的品質，一個人既不得病，同時又能保持樂觀情緒，這才是現代的健康標準。自我按摩展現了自己的健康自己掌握的原則，在按摩中學會了自我保健的本領，及時解除病痛，為生活增添了樂趣，提高了健康的品質。

　　自我按摩不同於其他形式的按摩法，它強調自己動手。自我按摩療法簡便易學，無需特殊的器械設備，不受場地的限制，療效顯著，安全可靠。因為自己給自己按摩，不用去醫院，更不需花錢，既經濟又實惠。

　　近年來，隨著人民生活水準的提高，人們的自我保健意識也隨之增強，越來越傾向於非藥物療法。自我指壓按摩成為人們所熱中的一種防治方法。

　　這套精心策劃的《健康養生小百科》系列，將陸續分輯出版與人們生活、成長密切相關的種種知識和有趣的健康話題，每冊涉及一個健康或養生主題，以親切的話語、活潑的版面，講述與生命伴生而來的種種快樂和煩惱、種種酸甜與苦辣，講述我們存在其中的世界的豐富與多彩。

　　您不妨挑有興趣的幾本，茶餘飯後或入睡之前讀上幾頁，這本身就是一種享受：有紙香和墨香的陪伴，你的呼吸會變得舒緩、純粹，你的身心也會因之得以鬆弛，得以調養。

　　本書圖文並茂、文字精練、通俗易懂、圖像清晰、生動形象、實用性強、適應面廣；既突出了按摩療法的特點，又兼顧了各種疾病的飲食、起居、用藥等內容，是醫療、家庭保健很有價值的參考書。我們希望本書的問世，能給廣大讀者帶來幫助。

　　本書不僅適合一般群眾閱讀，也可作為中西醫臨床醫務人員的理想參考書。願本書能成為您和家人的良師益友。

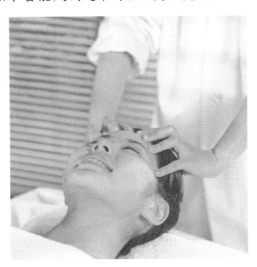

# 目 錄

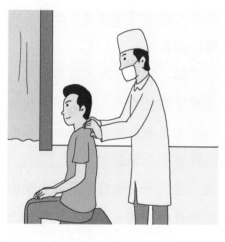

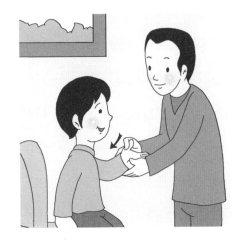

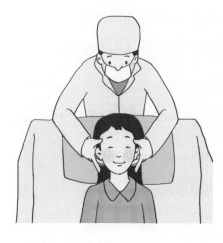

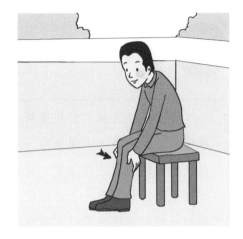

**001 你不可不知的指壓妙招**

指壓療法又稱穴位按摩療法、點穴療法，是在患者體表穴位和特定的刺激線上，運用點、按、拍、掐、叩、捶等不同手法，促使機體的功能恢復正常，從而防治疾病的一種方法。指壓療法不需要藥物和設備，手法簡便，容易學習和掌握，隨時隨地均可施治。由於治療效果好，而且適應證比較廣，還可以自我治療，歷來深受人們歡迎。指壓療法是以對症治療為主，有一定的適用範圍，對某些病症還需要配合其他療法，方能取得更好的效果。

##  指壓機理

指壓療法透過調節神經系統的功能，反射性地改善了病變部位的血液循環和新陳代謝，從而促進病變部位組織細胞再生或恢復功能，達到治癒疾病的目的。本療法對脊髓灰質炎、腦炎後遺症、腦性癱瘓有較好療效，尤其對急性腰肌勞損、小關節紊亂療效較為顯著。

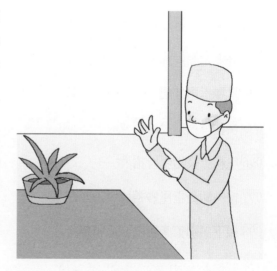

中醫認為，人體的一切組織器官全靠氣血的濡養，才能進行各自的功能活動。氣血在人體內的運行是以經絡作為途徑的。經絡縱橫交錯分布於人體各個部分，形成一個聯絡網，使內臟與體表、內臟與內臟以及體表各部分之間相互聯繫起來，從而發揮互相協調的功能。患病時，內臟病變可能透過經絡反映到體表一定部位，而外邪侵襲體表也可以透過經絡傳入內臟。人體上的穴位是經絡氣血出入的部位。治療疾病時，可選取與病症有關的某些穴位，或某些部位上的特殊反應點（如觸摸時特別敏感，按壓時特別痠痛、疼痛，皮膚顏色異常，皮下有結節狀、條索狀物等），運用手指端進行點按。指壓能夠產生活血去瘀、疏通經脈的作用，從而獲得血氣調和、運行通暢、除病強身的效果。指壓可以調整體內氣機，使過盛或不足的狀況恢復正常，增強抗病能力，產生防病保康、扶正驅邪的作用。現代醫學認為，指壓療法可使穴位所在部位的神經感受器受到刺激，並傳導到中樞神經，透過中樞神經的調節作用，調整神經系統功能，改善血液循環和新陳代謝，使發生障礙的功能恢復正常，進而治癒疾病。

 ## 指壓手法

　　（1）點法：用中指、食指、拇指的指端點按穴位的方法，叫點法或點壓法；兩指如鉗形相對點壓穴位的方法叫扣點法。本法多用於軀幹各部位的穴位，常與撥法配合運用。

　　施術要領：指端與穴位保持垂直，力氣透過上臂、前臂到達指端，以每秒鐘1～2下的頻率，有節奏地一點（緊壓下）一提（稍鬆指）。點時以臂力加壓，提時肢節稍放鬆減壓。扣點法主要運用指、掌、腕部力量，按需要以前臂的力量相配合，以每秒鐘1～2下的頻

率，一點一鬆。整體要求是使患者產生痠、麻、脹、重（痛）感。根據力道的大小，可分為輕點、中點、重點。輕點為輕度刺激，施術時主要運用前臂力量；重點為重（強）度刺激，施術時主要運用上臂力量；中點則介於兩者之間。扣點時，輕點運用指、掌、腕部的力量；中點和重點需以前臂和上臂的力量相配合。

（2）**按法**：用拇指、中指、食指的指腹（端）深壓穴位的方法，叫按法或按壓法；兩指如鉗形相對按壓穴位的方法叫扣按法；按指循一定線路推移的方法叫循按法。按法為重刺激，多用於四肢或肌肉豐滿部位的穴位，常與揉、推、撥法配合運用。

**施術要領**：用指腹按壓時，手指伸直，末節指關節稍後屈伸；用指端按壓時，手指伸直，指端與穴位垂直，其他手指挾持或支撐於末節指關節處。施術時運用臂力，使力氣從臂部直貫指端，並逐漸增大壓力。扣按法主要運用指、掌、腕部力量，並與前臂和上臂的力量相配合。循按時指腹（端）宜先塗少許乳液或凡士林等潤滑劑，力道大小和移動速度要均勻，快慢適中，一般每秒鐘移動1～2公分。整體要求是使患者產生痠、麻、脹、重（痛）感。

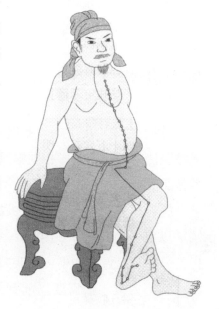

（3）**掐法**：用拇指、食指的指甲直接切壓穴位的方法，叫掐法或掐壓法；兩指如鉗形相對切壓穴位的方法叫扣掐法，似雞啄食狀間斷切壓穴位方法的叫點掐法。掐法為強刺激，多用於較敏感的穴位，適用於昏迷時的急救、止痛等，常與按法配合使用。

**施術要領**：一手握住或托住施術局部，另一手盡可能挾持於穴位附近，以保持施術部位穩定，然後對準穴位掐壓。一般運用指、掌、腕部的力量，如需要更重的刺激，可運用前臂和上臂的力量相配合。以每秒鐘1～2下的頻率，有節奏地一掐一鬆，使患者產生痠、麻、脹、重（痛）感。

　　**（4）叩法**：用中指或食指、中指、無名指併攏，或小指指端聚攏平齊，透過伸屈腕部關節叩擊穴位的方法，叫叩法或叩擊法。本法多用於頭面頸項、肩背、四肢關節等部位的穴位。

　　**施術要領**：指端對準穴位，以腕關節伸屈運動產生的力量為主，指關節伸屈運動產生的力量為輔相配合。如需要更強刺激，則以肘關節伸屈運動產生的力量相配合。以每秒鐘1～2下的頻率，有節奏地叩擊。

　　**（5）揉法**：在按法基礎上，以腕關節運動為主、肘關節運動為輔，做旋轉動作，使穴位皮膚及其皮下組織與腕、指一起旋動的方法，叫揉法或按揉法。指端按揉刺激較重，指腹按揉刺激較輕。本法多用於肌肉表淺部位。

　　**（6）推法**：在按法基礎上，結合向上、向下或向兩旁推動擠壓的方法，叫推法。多用於肌肉豐滿部位。

　　**（7）撥法**：在扣點、扣按法基礎上，結合向左右彈撥的方法，叫撥法。常與按揉法配合運用於筋腱較表淺部位。

 ## 施術要略

　　**（1）體位選擇**：施術時患者要選取適宜體位，才能保障治療順利進行。點按軀幹正面穴位要取仰臥位或伏案位；點按腰背部穴位要

取俯臥位或伏案位；點按其他部位穴位可取坐位或臥位，不可取站立位。對於年老者、體弱者，以及精神緊張和初次治療者，以取臥位或半臥位為宜。小兒患者需要他人協助固定，尤其是局部的固定更為重要。施術者採用的位置，以方便手法施術為原則。

（2）**手法強度選擇**：施術時，當患者感到局部痠、麻、脹、重（痛）並同時向他處傳導，便是達到有效刺激量。刺激量強弱與手法輕重有關，手法重則刺激量強，手法輕則刺激量弱。由於患者中存在著個體與疾病等的差別，對有效刺激強度的適應也不相同。一般來說，對年老、年幼、體弱患者，以及勞累、空腹、精神緊張、慢性病症患者，施術時手法要輕巧，使有效刺激維持在患者感到合適為宜。如果手法過重，刺激強烈，反而會引起不良後果，最常見的是頭昏眼花、心悶欲嘔等反應。而對於年輕體壯者，以及病症反應急（如腹部劇烈絞痛、昏迷等）的患者，手法可適當加重，增強刺激，但還是要掌握在患者能夠耐受的程度。

（3）**施術時限**：施術各種手法的刺激強度有輕有重，施術時間長短的要求也不同。一般來說，凡刺激強的手法、反應強的穴位，施術時間可短些，相反可以長些。掐法一般每次施術3分鐘左右，在軟組織較薄弱的部位，時間還要再更短。點法和按法一般每次施術5～10分鐘，也可以延長至20分鐘。叩法每次施術約3分鐘。對於危急症候，施術時間不宜過長。

（4）**異常反應及其處理**：如果施術者手法過重，刺激過強，或患者精神過度緊張等，可導致經脈氣血運行暫時失調，出現異常反應。輕者面色蒼白、四肢發涼、出汗、頭昏眼花、心慌或嘔吐，重者則可能導致昏厥。此時讓患者免枕平臥，暫停施術，並給予安慰，然後給予溫水飲用，一般都能夠很快恢復正常。

**注意事項**

（1）施術者的指甲要勤修剪，甲緣以平指尖背面邊緣為適度，保持平整、圓滑。指甲過長易掐破患者皮膚，過短不便施術，又易自傷指端。

（2）施術者精力要集中，選穴要準確。術前做必要的交代和解釋，以解除患者顧慮，增強信心。冬季時，施術者兩手要先摩擦暖和再施術。術後洗手，以防交叉感染，傳播疾病。

（3）兒童皮膚細嫩，為了防止損傷，施術者應在指端塗少許乳液或凡士林，以潤滑指端，再行施術。

（4）凡肌膚淺薄、腔內又有重要臟器的部位宜慎用。如胸部脅肋間部位及孕婦反應較敏感的部位，點穴宜慎重，千萬不可魯莽從事。凡過饑過飽、過度疲勞、酒後及精神過度緊張者；凡嬰兒囟門未閉者；凡患皮膚病，尤其是體表有潰爛者；凡孕婦習慣性流產者；凡患有某些疾病，尤其是急性傳染病者，均為禁忌之列。重要部位的動脈搏動點，如頸部、顳部，嚴禁兩側同時壓按，以免發生意外事故。

# 002 感冒指壓妙招

感冒是風邪侵襲人體所引起的以鼻塞、流涕、打噴嚏、咳嗽、頭痛、惡寒、發熱、全身不適為主要症狀的常見外感疾病。感冒輕者為「傷風」，一年四季均可發生，以冬春二季最多見。可發生於任何年齡，以小兒發病率最高。感冒重者為「流行性感

冒」，是病毒所致的一種急性呼吸道傳染病，又稱「流感」，主要透過飛沫與直接接觸傳播，具有高度傳染性，常易造成大範圍流行。

##  指壓療法

### 方法1

（1）患者仰臥位。施術者坐於其頭後，兩手拇指、中指同時著力，分別點按頸後兩側枕骨下方的風池穴和兩眼外眥上外方凹陷處的太陽穴約1分鐘，然後輕輕用力向後提拉3次。

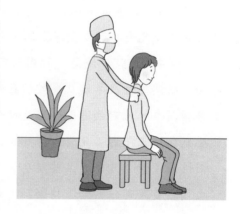

（2）患者仰臥位。施術者坐於患者頭後，兩手指微屈，放鬆並自然分開，用指端著力，分別振啄其頭部約1分鐘。

（3）患者俯臥位。施術者站於其旁，用掌指交替著力於其背、腰部的督脈及膀胱經上，自上而下或自下而上按揉約3分鐘。

（4）患者坐位。施術者兩手指分別捏拿其兩側第7頸椎與肩峰連線的中點處約1分鐘，以局部感到痠脹、沉重為宜。

### 方法2

（1）先將兩手掌指搓熱，然後順著鼻旁、眼窩、額部、耳旁做洗

臉狀，反覆撫摩約2分鐘。

（2）兩手指交叉抱著頸部，頭稍向後仰，然後用掌根反覆擠提後頸部約1分鐘。

（3）兩手拇指微屈，餘指輕握拳，用拇指背側沿鼻翼上下往返擦摩約2分鐘。

（4）兩手拇指交替著力，分別按揉拇指與食指掌骨之間的合谷穴約1分鐘。

（5）兩手拇指交替著力，分別按揉腕橫紋正中直上2寸處的內關穴約1分鐘。

### 方法3

用拇指和食指點按攢竹穴、迎香穴各50～100下，使眉間開朗，鼻腔通暢舒服。再以兩手四橫指相合（交叉）貼於枕部固定，兩拇指端點按風池穴、天柱穴各50下。最後分別扣掐左、右合谷穴各5～7下。每日2～3次。

### 方法4

用拇指重按外勞宮穴100～200下。再以拇指、食指點按迎香穴，或直接捏揉兩鼻翼50～100下。每日2～3次。

### 方法5

用手指端自按人中穴，連續揉20～30下。再以一手指按壓風府穴，另一手拇指和食指點壓鼻梁穴或迎香穴，連續揉按20～30下，以局部有微熱感為宜。每日2～3次。

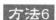 

### 方法6

（1）拇、食指同時用較重力道揉按雙側風池穴，按壓半分鐘左右可放鬆10秒，然後再次壓按。可反覆按壓多次，直至局部出現脹重感為止。

（2）拇指置於孔最穴上，其餘四指置於該穴背面做捏按，力道稍重。捏按時間約2分鐘，直至局部出現痠重感為止。

（3）拇指指端置於曲池穴上，食指置於該穴背面，相對捏按，力道宜重。捏按時間約3分鐘，直至局部出現痠脹感為止。合谷穴、外關穴的治療方法與曲池穴相同。

（4）雙拇指或食指指尖同時切按雙側迎香穴，力道不可過重。切按時間約1分鐘，以局部出現脹感即可。再以指腹輕輕循按鼻柱兩側，反覆數十次，可緩解鼻塞、打噴嚏等症狀。

（5）五指指端做梅花指狀，輕輕叩擊印堂穴及前額、兩顳等處。叩擊時間2～3分鐘，可緩解頭痛等症狀。

### 方法7

（1）患者取仰臥位，施術者用右手指壓天突穴1～3分鐘。

（2）緊接上法，用指壓太陽穴、印堂穴1～3分鐘。

（3）再用指壓百會穴1～3分鐘，力道稍重。

（4）患者俯臥位，施術者點揉風池、大椎穴1～3分鐘。

（5）最後點揉風門、肺俞穴，重掐合谷穴。指壓時間1～3分鐘。

**專家建議**

　　指壓按摩宜每日早晚各做一次，一般3～5天可癒。施術時力道要適度。力道過小，不能產生應有的刺激作用；力道過大，易擦傷皮膚。經常持續指壓按摩，可提高耐寒能力、增強體質，產生預防感冒的作用。

# 003 慢性支氣管炎

　　支氣管炎是指氣管、支氣管黏膜及其周圍組織的非特異性炎症。支氣管炎有急、慢性之分。急性支氣管炎是由於感染病毒、細菌，或塵煙微粒等物質刺激支氣管黏膜而引起；慢性支氣管炎可由急性支氣管炎轉化而來，也可因支氣管哮喘、支氣管擴張等疾病而形成。當氣溫驟降、呼吸道微血管痙攣缺血、防禦功能下降時便可發病。急性支氣管炎多發於冬春兩季感冒之後，初為乾咳，以後有少量黏黃膿痰，可伴氣急、胸悶。慢性支氣管炎是由急性支氣管炎久治不癒轉化而來，一般以咳嗽、咳痰為主要症狀，伴有喘息，連續2年以上每年發病持續3個月。

 **指壓療法**

**方法1**

　　（1）拇指指腹用力重按中府穴，按壓時間約半分鐘，放鬆10秒後再次按壓。可反覆按壓十餘次，直至局部出現痠脹感為止。肺俞穴的

治療方法同中府穴。

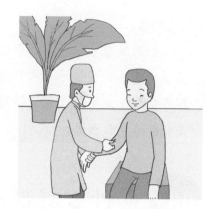

（2）拇指指端用力揉按尺澤穴，按壓時間約20秒，放鬆數秒後再次揉按，逐漸加大按壓力道。可反覆按壓數十次，直至局部出現痠重感為止。

（3）中指或食指指尖用力切按列缺穴，按壓時間約2～3分鐘，直至局部出現痠脹感為止。魚際穴的治療方法同列缺穴。

（4）拇指指腹置於豐隆穴上，其餘四指置於小腿肚上做捏按，力道須重，捏按半分鐘後可放鬆10秒。反覆捏按十餘次，直至局部出現痠脹感為止。

（5）食指指腹輕輕揉按天突穴，按壓15秒後放鬆數秒。反覆揉按多次，直至局部出現痠脹感為止。

此法尤適用於劇烈咳嗽之際。

方法2

（1）患者仰臥位。施術者先用雙手中指點揉中府、雲門、天突穴1～3分鐘。

（2）緊接上法，施術者用右手拇指揉膻中穴，力道由輕漸重，1～3分鐘。

（3）患者俯臥位，施術者指壓大椎穴，指揉風池、風府、肺俞穴3～5分鐘。

（4）若為風寒型咳嗽可在以上指壓方法的前提下，加拔火罐或艾灸1～3分鐘。

**方法3**

（1）患者取俯臥位。用拇指螺紋面按揉第1胸椎棘突下旁開1.5寸的大杼穴2分鐘，以痠脹為準。

（2）用拇指螺紋面按揉第2胸椎棘突下旁開1.5寸的風門穴2分鐘，以痠脹為準。

（3）用拇指螺紋面按揉第3胸椎棘突下旁開1.5寸的肺俞穴2分鐘，以痠脹為準。

（4）用拇指螺紋面按揉第7胸椎棘突下旁開1.5寸膈俞穴2分鐘，以痠脹為準。

（5）用拇指螺紋面按揉第11胸椎棘突下旁開1.5寸的脾俞穴2分鐘，以痠脹為準。

（6）用拇指螺紋面按揉第2腰椎棘突下旁開1.5寸的腎俞穴2分鐘，以痠脹為準。

（7）用小魚際直擦背部兩側膀胱經，以透熱為準。再用肘按壓法自上而下按壓上述諸穴1～2分鐘。著力宜深沉，以痠脹為準。

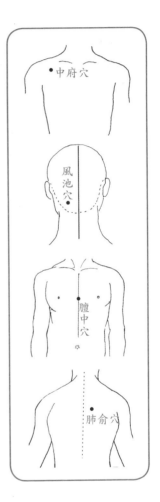

**專家建議**

慢性支氣管炎患者不但要戒菸，而且還要避免二手菸。菸中的化學物質如焦油、尼古丁、氰氫酸等，會引起支氣管的痙攣，從而增加呼吸道阻力。在氣候變冷的季節，患者要注意保暖，避免受涼，寒冷可降低支氣管的防禦功能，反射地引起支氣管平滑肌收縮，導致黏膜血液循環障礙和分泌物排出受阻，發生繼發性感染。慢性支氣管炎患者在緩解期要進行適當的體能鍛鍊，以提高機體的免疫能力。

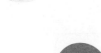 

# **004** 支氣管哮喘指壓妙招

支氣管哮喘是一種慢性氣管炎症，表現為反覆發作的喘息、氣促、胸悶或咳嗽等症狀，多在夜間或凌晨時分發生，可部分地自然緩解或經治療緩解。中醫稱為「哮證」，並將其分為冷哮、熱哮兩種。冷哮主要症狀為喘促氣短，喉中痰鳴，氣怯聲低，吐痰稀薄，形瘦神疲，汗出肢冷等；熱哮主要症狀為咳喘痰黏，咳痰不爽，胸中煩悶，身熱口渴等。

##  指壓療法

**方法1**

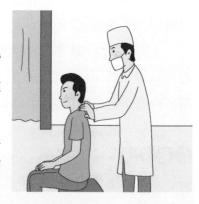

（1）患者坐位。施術者立於背後，一手拇指端著力，分別點按第7頸椎棘突下大椎穴及兩側旁開5寸處定喘穴、第3胸椎棘突下旁開1.5寸處肺俞穴、上臂內側腋前皺襞端下3寸處天府穴，各約半分鐘。

（2）患者坐位。施術者立於背後，兩手掌指交替著力，揉拿頸項、上背及上臂部，反覆施術約5分鐘。

（3）患者仰臥位，髖、膝屈曲。施術者立於一側，兩手掌指交替著力，以肚臍為中心，作順時針方向環轉摩動，約3分鐘。

（4）患者仰臥位。施術者立於一側，一手拇指端著力，按揉兩側膝關節外膝眼下3寸處足三里穴、膝關節外膝眼與踝關節外踝尖中點處豐隆穴各約半分鐘。

（5）患者俯臥位。施術者兩手食、中指著力，橫抵在骶尾骨上，兩手指交替沿督脈循行線向前推進至第7頸椎。隨捏隨推，每捏捻三下就上提一下。反覆施術3～4遍。

## 方法2

（1）一手中指指端著力，分別點按胸部前兩乳之間的膻中穴，及胸部胸骨上緣凹陷處的天突穴，各約1分鐘。

（2）一手掌指併攏、伸直著力，沿鎖骨經耳垂後向上至頸脊旁，反覆直推約1分鐘，然後換對側，方法亦然。

（3）一手五指屈曲併攏、指尖並齊，輕輕啄擊胸部胸骨兩側，沿肋間隙向腋下，似群鳥相聚啄食狀。反覆施術約1分鐘，然後換對側，方法亦然。

## 方法3

（1）拇指指腹輕輕揉按膻中穴，按壓2～3分鐘，然後改用揉法輕輕揉按該穴1～2分鐘，直至局部出現痠脹感為止。

（2）拇指指腹用力揉按定喘穴，按壓半分鐘後，放鬆10秒。反覆揉按數十次，直至局部產生脹重感為止。

（3）拇指指腹揉按肺俞穴，力道宜較重，逐步加重揉按力量。揉按時間約3～5分鐘，其間可暫時放鬆2～3次，間隔時間10～20秒鐘，直至局部產生脹重感為止。

（4）拇指指端用力揉按尺澤穴，按壓時間約20秒，放鬆數秒後再次揉按，逐漸加大按壓力道，可反覆按壓數十次，直至局部出現痠重感為止。

（5）拇指指腹置於豐隆穴上，其餘四指置於小腿肚上做捏按，力道須重，捏按半分鐘後可放鬆10秒，反覆捏按十餘次，直至局部出現痠脹感為止。

（6）拇指指腹揉按關元穴，力道宜較輕，按壓時可結合揉法進行，持續按壓1～2分鐘，局部出現輕微脹感即可。此法適用於肺脾氣虛和腎不納氣之喘甚者。

### 方法4

一手拇指或中指按揉膻中穴，同時另一手拇指按壓內關穴，各100～200下。

### 方法5

施術者用兩手拇指或中指先重按雙側肺俞穴，後按揉喘息穴，每穴10～15分鐘。每日早晚各1次。此法多用於咳喘患者。

### 方法6

（1）患者取仰臥位，施術者先用右手中指按壓天突穴1～3分鐘。

（2）緊接上法，再點揉中府、雲門穴1～3分鐘，力道由輕漸重。

（3）患者俯臥位。施術者用雙手拇指螺紋面指壓肺俞、脾俞、腎俞、定喘穴3～5分鐘。

（4）若為痰飲留伏型哮喘，咳痰不爽，可在以上指壓法的基礎上，在背部採用虛掌拍打法1～3分鐘。

**專家建議**

　　患者平時應隨身攜帶幾種擴張支氣管的噴霧劑，必要時可以去醫院就診。除藥物外，還可以採取一些非藥物療法。如以手指代針，揉壓按摩雙側合谷、內關、風池、天突、膻中等穴位，對緩解病情有一定幫助。用力做吞嚥動作數次，對有的患者會有所裨益。哮喘患者每遇病情發作時，總感覺口乾、咳嗽、胸悶、氣短、腹脹、出汗、呼吸困難。嚴重時兩肩聳起，行走艱難，情緒煩躁。哮喘患者應樹立堅強意志，並加強自我保健意識，保持情緒樂觀穩定，學會腹式呼吸。緩解期持續進行散步及慢跑鍛鍊。

# 005 胃下垂指壓妙招

　　胃下垂是指站立時，胃的下緣達骨盆腔，胃小彎弧線最低點降至髂脊連線以下。本病多由於膈肌懸吊力不足，肝胃、膈胃韌帶功能減退而鬆弛，腹內壓下降及腹肌鬆弛，加上體形或體質等因素，使胃呈極底低張的魚勾狀。輕度下垂者一般無症狀。下垂明顯者有上腹不適、飽脹，飯後明顯，伴噁心、噯氣、厭食、便祕等，有時腹部有深部隱痛感，常於餐後、站立及勞累後加重。長期胃下垂者常有消瘦、乏力、站立性昏厥、低血壓、心悸、失眠、頭痛等症狀。本病相當於中醫的「胃脘痛」、「痞氣」、「呃逆」等。

指壓療法

**方法1**

（1）取坐位，兩手掌指著力，緊貼腰部，用力向下擦至骶部。如此反覆施術約2分鐘。

（2）取仰臥位，兩膝關節屈曲，足底著床。先將骶、臀部盡量向上抬高，同時收縮會陰，然後躺下。如此一抬一放反覆進行約5分鐘。

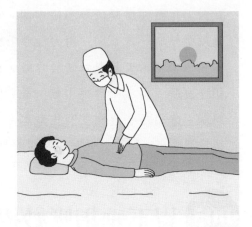

（3）取仰臥位，兩下肢伸直，先將頭、胸、上肢做仰臥起坐勢，然後放下。如此一坐起一躺下，反覆進行約2～5分鐘。

**方法2**

（1）患者仰臥位。施術者立於一側，一手中指端著力，點按肚臍正中直上4寸處中脘穴、肚臍正中直下1.5寸處氣海穴、肚臍正中直下3寸處關元穴，各約1分鐘。

（2）患者仰臥位，髖、膝屈曲。施術者立於患者右側，右手掌指尺側著力，置於左側下腹部胃下緣處。隨著患者的呼吸運動進行操作，呼氣時徐徐由外向內、向上推擠胃底至臍部，吸氣時放鬆，反覆施術約5分鐘。施術時手法要由淺入深，力道要深沉和緩，不宜過急過猛。

（3）患者仰臥位。施術者立於一側，兩手掌指交替著力，由上腹至肚臍再往小腹部，做環形揉動，逐漸擴大至全腹，反覆施術約3分鐘。

（4）患者仰臥位。施術者兩手拇指端著力，分別按揉兩側膝關節外膝眼下3寸處足三里穴各約1分鐘。

（5）患者俯臥位，裸露背脊。施術者兩手半握拳，拇指伸直，食指和中指橫抵在尾骶部，兩手交替沿督脈循行線向前推進，隨捏隨推，向上推至第7頸椎為止，如此反覆3遍。每推捏三下，就須向後上方用力提一下，以加強對臟腑俞穴的刺激。

### 方法3

（1）患者取仰臥位，施術者坐於右側。施術者先用右手拇指指腹向上按壓氣海穴、關元穴、大橫穴、天樞穴3～5分鐘。

（2）施術者用右手掌根貼左右下腹部向上按揉，反覆施術3～5分鐘。

（3）患者取俯臥位，施術者取站立位。用雙手捏脊法，自腰骶部向上捏脊3～5遍。捏脊時要持續不斷，在脾胃俞、大腸俞等穴處要向上提。

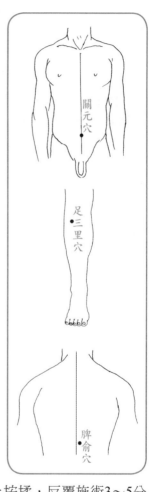

關元穴

足三里穴

脾俞穴

**專家建議**

　　指壓每日早晚各操作一次，長期持續對輕度或重度胃下垂有效。宜少食多餐，切勿暴飲暴食。戒菸酒，禁肥甘、辛辣刺激之品，多吃易消化、營養豐富的食品。不要參加重體力工作和劇烈活動。飯後散步有助本病的康復。患者應保持樂觀情緒，耐心堅持治療、食物調理和康復鍛鍊，要有戰勝疾病的信心。若已罹患慢性消化系統疾病，應積極徹底治療。

# 006 消化性潰瘍指壓妙招

　　消化性潰瘍主要發生在胃和十二指腸部，是胃酸和胃蛋白酶作用於上消化道黏膜而形成的潰瘍。主要症狀為胃部週期性、節律性疼痛，伴反酸、噯氣、嘔吐等。

　　持續和過度的精神緊張、食物的化學性和機械性刺激、藥物的不良作用、胃黏膜屏障的破壞，以及吸菸、飲酒和某些疾病等均與本病的發生有關。胃酸和胃蛋白酶在本病的形成中具有決定性作用。內分泌功能紊亂所致胃酸和胃蛋白酶分泌增加，胃排空過快，是十二指腸潰瘍形成的基礎；胃黏膜屏障的破壞、胃幽門運動功能的減弱、十二指腸液的逆流則是胃潰瘍形成的條件。近年來發現，幽門螺旋桿菌感染是本病的又一重要病因。中醫認為本病多由飲食不節、饑飽失常、損傷脾胃，或勞倦過度，或情志不暢，肝氣犯胃，脾失健運所致。治以理氣和胃，止痛。

##  指壓療法

**方法1**

（1）拇指指尖置於內關穴上，食指指尖置於該穴背面（即外關穴處），兩指用較重力道切按，每隔20秒放鬆數秒鐘，反覆切按3～5分鐘，以局部出現脹重感為宜。此法適合胃、十二指腸潰瘍伴有疼痛、嘔吐、噯氣、反酸等症狀者。

（2）拇指指腹用重力揉按梁丘穴，每隔半分鐘放鬆10秒鐘，反覆揉按3～5分鐘，直至局部出現明顯脹痛感為止。此法常用於胃部疼痛不止的治療。

（3）拇指指腹用力揉按胃俞穴，每隔20秒放鬆數秒鐘，反覆揉按5分鐘，直至局部出現較重的痠脹感為止。此法有一定的止痛解痙作用。

（4）拇指或中指指腹輕輕揉按足三里穴，持續3～5分鐘，以局部出現輕微痠脹感為宜，此法可治療腹脹、便祕、泄瀉等。

（5）拇指指尖置於公孫穴上，其餘四指置於足背，拇指用較重力道切按該穴，每隔20秒放鬆3～5秒鐘，反覆切按2～3分鐘，以局部出現明顯痠脹感為佳。此法對治療胃部疼痛有較好療效。

（6）食指指端按壓太沖穴，力道逐漸加重，每分鐘按壓200次左

右，持續1～2分鐘，以局部出現明顯脹痛為宜。此法適合於胃、十二指腸潰瘍伴有嘔吐酸水者。

方法2

（1）用掌面緊貼脘腹部，按順時針方向輕柔按摩5分鐘，以溫熱為準。

（2）用拇指螺紋面按揉足三里穴2～3分鐘，以痠脹為準。

（3）用拇指螺紋面按揉髕骨外上緣上2寸的梁丘穴1～2分鐘，以痠脹為準。用拇指指端按揉第1蹠骨底的公孫穴1～2分鐘，以痠脹為準。

（4）患者俯臥位。用揉法沿背部兩側膀胱經自上而下往返治療1～2分鐘，力道宜輕柔、滲透。

（5）用拇指螺紋面按揉第9胸椎棘突下旁開1.5寸的肝俞穴2～3分鐘，以痠脹為準。

（6）用拇指螺紋面按揉第10胸椎棘突下旁開1.5寸的脾俞穴2～3分鐘，以痠脹為準。

（7）用拇指螺紋面按揉第12胸椎棘突下旁開1.5寸的胃俞穴2～3分鐘，以痠脹為準。

（8）直擦背部兩側膀胱經，橫擦肝俞、脾俞、胃俞穴，用小魚際擦法直擦背部兩側膀胱經，以透熱為準。用掌擦法橫擦肝俞、脾俞、胃俞穴1～2分鐘，以溫熱為準。

**專家建議**

　　生活要有規律，勞逸結合，避免過度精神緊張和情緒波動。飲食應定時定量，避免粗糙。不宜吃過冷、過熱和刺激性大的飲食，如濃茶、咖啡、辛辣調味品等。症狀嚴重者可暫予流質或半流質飲食，少吃多餐。禁用或慎用能損傷胃黏膜的藥物。對精神緊張、情緒不穩定者可短期使用安定等藥。

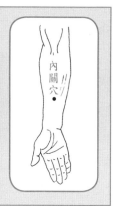

# 007 胃炎指壓妙招

　　胃炎為胃黏膜的炎症。根據黏膜損傷的嚴重程度，可將胃炎分為糜爛性胃炎和非糜爛性胃炎。根據炎性細胞的類型，在組織學上可分為急性胃炎和慢性胃炎。急性胃炎表現為賁門和胃體部黏膜的中性粒細胞浸潤。慢性胃炎常有一定程度的萎縮和化生，常累及賁門，也可累及胃體，伴有泌酸腺的喪失，導致胃酸、胃蛋白酶和內源性因子的減少。中醫認為，飲食不節、情志不暢、素體脾胃虛弱均可引起本病。

##  指壓療法

**方法1**

　　（1）中指指腹輕輕揉按中脘穴，連續揉按2～3分鐘，以局部出現

脹感為宜。此法適用於胃脘部隱痛者。

（2）拇指指腹揉按內關穴，力道可稍重，連續揉按3～5分鐘，直至局部出現痠脹感為止。此法適用於胃中嘈雜、饑不欲食者。

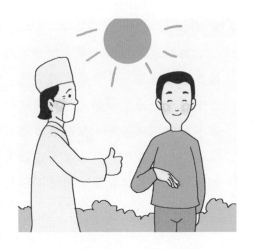

（3）拇指指腹置於三陰交穴上，用中等力道揉按該穴，每隔半分鐘放鬆10秒，反覆揉按3～5分鐘，直至局部出現痠脹感為止。此法適用於納差、食後腹脹、腹瀉等症狀的治療。

（4）拇指指端置於太溪穴上，食指指端置於崑崙穴上，兩指用中等力道捏按，每隔20秒鐘放鬆5秒鐘，反覆按壓3分鐘，直至局部出現痠脹感為止。此法適用於貧血、消瘦、口乾等症狀的治療。

### 方法2

（1）患者取仰臥位，施術者站立位，用雙手自胸部兩側從上往下反覆推拿、指壓3～5分鐘，力道不宜太重。

（2）施術者以右手拇指為著力點，在胃脘部自上而下、自右向左反覆指壓3～5分鐘，力道不宜太重。

（3）施術者雙手掌心搓熱，分別置於胃脘部兩側，輕輕按壓3～5分鐘，使胃脘部有溫熱感方可。

（4）指壓足三里、三陰交穴2～3分鐘，使穴位有痠脹得氣感方可。

（5）患者取俯臥位，施術者先用右手拇指、食指、中指指腹著力，在脊柱兩側自上而下抹脊3～5遍；再自下而上捏脊3～5遍。

## 方法3

（1）患者取仰臥位，施術者坐於右側。先用雙手四指按揉上腹部、中腹部、下腹部，反覆施術5～10分鐘。指揉時手法要輕，順時針方向。

（2）用右手拇指螺紋面為著力點，指壓上脘、中脘、氣海、關元穴3～5分鐘。

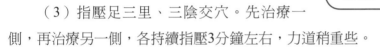
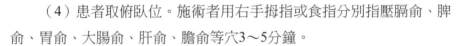

太溪穴

（3）指壓足三里、三陰交穴。先治療一側，再治療另一側，各持續指壓3分鐘左右，力道稍重些。

（4）患者取俯臥位。施術者用右手拇指或食指分別指壓膈俞、脾俞、胃俞、大腸俞、肝俞、膽俞等穴3～5分鐘。

### 專家建議

　　胃炎患者的飲食應以飲食規律、勿過饑過飽、少食多餐為原則。尤其是年老體弱、胃腸功能減退者，每日以4～5餐為佳，每次以六七分飽為佳。食物中注意糖、脂肪、蛋白質的比例，注意維生素的含量。胃炎患者一定要戒除菸酒，以免加重病情，甚至造成惡性變。辣椒、芥末、胡椒、濃茶、咖啡、可可等食品或飲料對胃黏膜有刺激作用，能加重炎症，也應戒除。過涼的食物和飲料可能導致胃痙攣、胃內黏膜血管收縮，不利於炎症消退。過熱的食品和飲料也有可能直接燙傷或刺激胃內黏膜。胃炎患

者的食物應軟硬適度，過於堅硬粗糙的食品、粗纖維的食品、油煎、油炸或燒烤的食品，食用後會加重胃的負擔，使胃黏膜受到損傷。胃炎患者要特別注意飲食衛生，尤其是夏季，生吃瓜果要洗淨，不要吃變質食品。變質的食品中含有大量的細菌和細菌毒素，對胃黏膜有直接破壞作用。

## 008 胃腸神經官能症指壓妙招

胃腸神經官能症主要是指神經功能紊亂引起的胃腸分泌和運動機能紊亂，而胃腸本身並沒有器質性病變。發病原因主要是精神長期過分緊張、憂慮，飲食不當等，或為腸炎、痢疾及其他疾病的後遺症。症狀輕重不一，病程多遷延，常表現為食欲不振、燒心、反酸、噯氣、嘔吐、腹瀉、腸鳴、腹痛等，並伴有頭痛、失眠、心悸、健忘等症狀。患者大多消瘦、體弱。

 指壓療法

方法1

（1）取仰臥位，髖、膝屈曲。兩手掌指相疊，置於腹部，以肚臍為中心，在中下腹部沿順時針方向摩動約5分鐘，然後擴大範圍，摩動全腹約2分鐘。

（2）取坐位，腰部微屈。兩手五指併攏，掌指緊貼腰部，用力向下擦摩至骶部，如此連續反覆擦摩約2分鐘，以皮膚微紅、有溫熱感為宜。

（3）取坐位，將右足擱在左腿上，右手握住小腿，左手拇指端點按足背第一、二趾縫上2寸凹陷中的太沖穴約半分鐘，以有痠脹感為宜，換左足亦然。

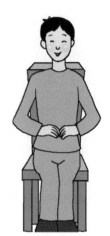

### 方法2

（1）患者仰臥位。施術者坐於頭後，兩手拇指端著力置於額部正中，自內向外反覆輕快撫摩約2分鐘。然後，兩手掌根相對合力，分別置於太陽穴和周圍及頰部，反覆撫摩約2分鐘。

（2）患者仰臥位。施術者兩手拇指和其餘四指置於患者腹部正中處，對應鉗形用力，拿而提起，一拿一放。施術時手法要連貫柔和，勁力適度，一般以拿提時患者感覺痠脹、微痛，放鬆後感覺舒展的強度為宜。反覆捏拿5～7次。

（3）患者仰臥位。施術者拇指或中指端著力，緊貼皮膚，分別點按肚臍上4寸處的中脘穴、肚臍下1.5寸處的氣海穴、肚臍旁開2寸處的天樞穴、兩膝關節外膝眼下的足三里穴。以上各穴點按約半分鐘，要逐漸加重力道，以患者略感到痠脹、沉麻為合適。

（4）患者俯臥位，裸露脊背，全身肌肉放鬆。施術者兩手自然屈曲成虛拳狀，拇指伸張在拳眼上面，食指和中指橫抵在患者尾骨上，兩手交替沿督脈循行線向患者頸部方向推進，隨捏隨推，如此反覆三遍。在推捏過程中，每推捏三下就向後上方提一下。背脊皮膚偶有灼熱感也是正常反應。

### 方法3

（1）患者通常取仰臥位，施術者用雙手拇指壓揉中府、雲門穴3～5分鐘。

（2）緊接上法，再用右手中指指壓天突穴1～3分鐘。

（3）體位不變，施術者用點穴揉法在中脘、神闕、氣海穴反覆施術3～5分鐘。

（4）患者俯臥位，施術者在脊柱或脊柱兩側用多指揉法反覆施術3～5分鐘。

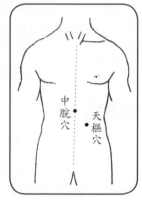

中脘穴　天樞穴

### 方法4

（1）患者取仰臥位，施術者坐於右側。用右手按揉胸腹部，自胸部按揉向脇肋部至腹部，反覆施術3～5分鐘。

（2）指壓膻中、中脘、神闕、氣海、關元、足三里穴3～5分鐘。

（3）患者取俯臥位，施術者用指揉法或指按法，在膈俞、脾俞、胃俞、肝俞、膽俞、腎俞等穴反覆施術3～5分鐘。

（4）再用雙手十指，在患者脊柱部自上而下或自下而上反覆指壓施術3～5分鐘。

**專家建議**

　　每日指壓治療1～2次，連續24次，然後根據病情可隔日1次，直至症狀消失。腹部指壓手法要輕柔緩和，切忌輕率粗暴。飯前飯後1小時內不宜做此項治療。患者平時要注意飲食適當、情志舒暢、生活規律、禁菸忌酒。

# 009 呃逆指壓妙招

呃逆俗稱「打嗝」，是生理上常見的現象，由膈肌痙攣收縮而引起。打嗝時膈肌不由自主的收縮，空氣被迅速吸進肺內，兩條聲帶之中的裂隙驟然收窄，因而引起奇怪的聲響。大部分打嗝現象都是短暫性的，但也有些人持續地打嗝。

##  指壓療法

**方法1**

（1）取坐位。一手過胸置於對側肩部，中指端點按肩胛骨岡下窩中央處的天宗穴約半分鐘。兩手交叉進行。

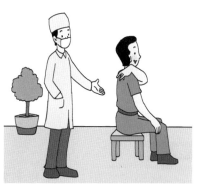

（2）取坐位。將右足擱在左腿上，右手握住小腿，左手拇指端點按足背第一、二趾縫上2寸凹陷中的太沖穴約半分鐘，以痠脹麻感向足底放散為宜。換左足亦然。

（3）取仰臥位，雙膝屈曲。右手掌置於下腹部，左手掌貼於右手背上，兩手同時著力，以肚臍為中心，由右而上，做順時針方向來回旋摩3分鐘。

### 方法2

（1）患者仰臥位，兩膝屈曲。施術者站於右側，兩手掌指著力，以肚臍為中心，從右下腹部開始，做順時針方向旋摩約5分鐘。手法要輕快、柔和、深淺適度。

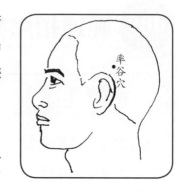

（2）患者俯臥位。施術者站於其旁，兩手掌指著力在背、腰部膀胱經上，自上而下按揉約3分鐘。

（3）患者坐位。施術者站於其旁，用一手拇指或中指著力，點按一側鎖骨上窩的缺盆穴約半分鐘，以感到胸部痠麻為宜。

（4）用兩手拇指端同時著力，分別點按兩手掌後腕橫紋正中直上2寸的內關穴約1分鐘，以感痠脹為宜。

### 方法3

施術者用兩手拇指點壓雙側攢竹穴，兩手中指對準率谷穴或角孫穴同時按壓100～200下，餘指緊貼兩顳顬，稍微著力。

### 方法4

施術者兩拇指按壓雙側膈俞穴，患者同時配合自壓一側內關穴100～200下。

### 方法5

施術者先以拇指腹或掌腹自右而左按揉中脘穴200下，然後兩手拇指分別按壓右側足三里穴和左側公孫穴100～200下。必要時再左右交替按壓1次。如伴有胸部滿悶者，加點壓膻中穴50下。

**方法6**

（1）患者坐位或俯臥位均可，施術者先用指壓內關穴以止呃，力道可稍重。

（2）緊接著患者俯臥位。施術者用右手拇指指壓膈俞穴1～3分鐘。

（3）再用指壓法在肝俞、脾俞、膽俞、胃俞穴施術3～5分鐘。

**專家建議**

打嗝常常發生在飲食過飽之後。引起打嗝的原因有許多種，包括胃和食道功能性或器質性改變，外界的生化、物理刺激。比如進入胃內的空氣過多而自口腔溢出，精神神經因素（如迷走神經興奮、幽門痙攣）、飲食習慣不良（如進食、飲水過急）、吞嚥動作過多（如口涎過多或過少時）等。發生打嗝時不要心焦氣躁，若因飲食過飽、過急造成者，數分鐘內可自動緩解。不要在打嗝時服冷飲，也不要做劇烈運動。

# 010 細菌性痢疾指壓妙招

細菌性痢疾簡稱菌痢，是常見的腸道傳染病。主要症狀有惡寒、發熱、腹痛、腹瀉、裡急後重、排黏液膿血狀糞便。中毒型菌痢起病急驟、突然高熱、驚厥、嗜睡、昏迷，可迅速發生循環衰竭和呼吸衰竭，病情凶險。菌痢常年散發，夏秋多見，早期診斷、早期治療是治癒的關鍵。急性菌痢表現為急性腹瀉，伴有發熱、腹痛、裡急後重、排黏液膿血狀糞便，全腹壓痛。慢性菌痢

有持續輕重不等的腹痛、腹瀉、裡急後重,排黏液膿血狀糞便的症狀,病程超過兩個月。中醫認為菌痢的病因是,外感時邪,內傷飲食,腸道經絡受損,氣滯血瘀,會出現腹痛、下痢、裡急後重、虛脫等症狀。

急性期病人的餐具、衣被應煮沸消毒,尿糞等應加入排泄物量的1/10的漂白水攪拌後放置2小時再丟棄。連續2次糞便細菌培養陰性後才能解除隔離。急性期病人應臥床休息,飲食以流質、稀飯、麵條為主,忌食生、冷、油膩及刺激性食物。腹瀉量多導致失水者,應多飲水,口服補充液、鹽溶液,嚴重脫水者考慮靜脈注射和掛點滴。遵醫囑服藥,最好吃些生大蒜或馬齒莧煎湯服等。慢性菌痢患者須注意生活規律,進食易消化、富於營養的飲食,忌食生冷、油膩食物。在醫生指導下合理應用抗生素治療。

##  指壓療法

### 方法1

拇指指腹揉按天樞穴,力道較輕。連續揉按3～5分鐘後改用揉按法,力道適當加重些。揉按半分鐘放鬆10秒鐘,反覆揉按7～10次,以局部出現微脹感為宜。

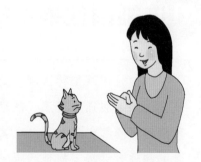

### 方法2

拇指指腹置於合谷穴上,食指指腹置於該穴背面,兩指用重力捏

按。每隔20秒放鬆5秒，反覆捏按3～5分鐘，直至局部出現明顯痠脹感為止。

## 方法3

食指指腹揉按氣海穴，力道較重。連續揉按3～5分鐘後，改用點壓法按壓2～3分鐘，直至局部出現較強痠脹感為止。此法適用於腹痛較劇者的治療，有導滯、行氣、止痛的作用。

## 方法4

拇指指端用力重按曲池穴，每隔半分鐘放鬆數秒鐘。反覆揉按3～5分鐘，直至局部出現脹重感為止。此法適用於伴有發熱等症狀者。

## 方法5

中指指腹用重力揉按上巨虛穴，每隔20秒鐘放鬆數秒鐘。反覆揉按3～5分鐘，直至局部出現痠痛感為止。

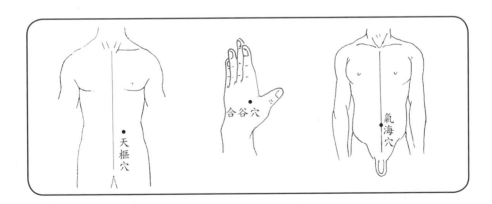

**專家建議**

　　研究證實，細菌性痢疾2～7歲兒童發病最多，其次是20～39歲青壯年。菌痢的發病與免疫力降低有關，尤其是與腸道免疫球蛋白A水準有關。免疫球蛋白A黏附於腸壁形成保護膜，使細菌不能侵入腸黏膜上皮細胞。營養不良者、慢性病患者及腸功能紊亂者，其腸道免疫球蛋白A水準低下，不僅容易發病，且比較容易形成慢性菌痢。所以，在生活中可以見到，兩人吃同一份被污染的食物，有的發病，有的不發病。

　　為了預防菌痢傳播，除注意環境衛生和個人衛生，養成飯前便後洗手的習慣外，在飲食上還有下列禁忌：①忌肉類濃汁及動物內臟。因其含有大量的含氮浸出物，如嘌呤鹼和胺基酸等。含氮浸出物具有刺激胃液分泌的作用，汁越濃作用越強，加重了消化道負擔。而且細菌性痢疾病人腸道有病變，有噁心、嘔吐等症，消化吸收更差。②忌粗纖維、脹氣食物。如芥菜、芹菜、韭菜等纖維粗而多的食物，不易消化，會導致局部充血、水腫，炎症不易癒合。而牛奶和糖、豆製品也易引起腸道蠕動增加，導致脹氣。③忌刺激類食物。如煎、炸及醃、熏的大塊魚、肉，對腸壁有直接刺激，使腸壁損傷加劇；這些食物又難以消化，脹氣發熱，停留的時間長，會加重消化道負擔。④忌污染食物。未經消毒的瓜果蔬菜既帶菌又易引起中毒，是致病因素，並使病人抵抗力下降。⑤忌性寒滑腸食物。如荸薺、甲魚、生梨、花生等物，性寒傷脾胃，易滑腸致瀉，故忌用。⑥忌辛熱刺激食物。韭菜、羊肉、辣椒和濃茶、酒、各種咖啡飲料，都是強烈的刺激品，會導致血管痙攣收縮，使黏膜充血、水腫、破損，故忌用。處於恢復期的患者，由於腸胃較弱，仍應禁食生冷、堅硬、寒涼、滑膩之物，如涼拌蔬菜、豆類、冷飲、酒類、瓜果等。

#  腹脹指壓妙招

腹脹是常見的消化系統症狀。腹脹可以是一種主觀上的感覺，即患者感到腹部的一部分或全腹部脹滿；也可以是一種客觀上的檢查所見，醫生發現患者腹部一部分或全腹部膨隆。引起腹脹的原因主要見於胃腸道脹氣、腹水、腹腔腫瘤等。正常人胃腸道內可有少量氣體，當咽入胃內的空氣過多或消化吸收功能不良時，胃腸道內產氣過多，而氣體又不能從肛門排出體外，則可導致腹脹。引起胃腸道脹氣的疾病有吞氣症、急性胃擴張、幽門梗阻、腸梗阻、腸麻痺、頑固性便祕、肝膽疾病及某些全身性疾病。晚期妊娠也可引起腹脹，但屬生理性的。

##  指壓療法

**方法1**

（1）患者取仰臥位。施術者取坐位於右側以右手拇指按揉大橫、天樞穴。先指壓右側，再指壓左側。反覆指壓3～5分鐘。

（2）緊接上法，再用四指揉腹部，自胸至腹部，交替反覆指壓3～5分鐘。

（3）患者取俯臥位。施術者

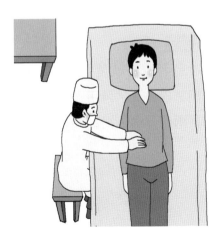

體位不變，以右手四指為著力點，壓揉脊柱，自上而下，反覆壓揉3分鐘。

**方法2**

患者取仰臥位。施術者取坐位於右側，用指壓法、揉法在腹部施術3～5分鐘。

**方法3**

用四指推腹法，推摩上腹、中腹、下腹3～5分鐘。

**方法4**

指壓穴位。施術者用右手拇指、指尖著力，指壓上脘、中脘、下脘、神闕、氣海、關元、中極穴；再指壓足三里、三陰交等穴，各3～5分鐘。

**方法5**

患者取俯臥位，施術者體位不變。先用掌根揉法，再用多指揉法，在脊柱和脊柱兩側分別施術2～3分鐘，力道不宜太重。

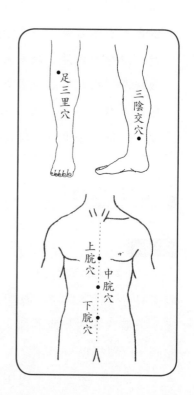

**專家建議**

　　脹氣大部分是由飲食不當所引起的，患者必須改變飲食習慣。吃東西時細嚼慢嚥，而且不要一次吃得太多、太撐。建議少食多餐。平時應避免喝碳酸飲料，並且最好不要用吸管喝飲料，因為這些都會在無形中增加氣體的攝入。少吃含有果糖或是山梨醇的食物或甜點，因為這也是產氣的原因。豆類食品一定要煮到熟爛了再吃，因為太硬的豆子不但不好消化，還容易造成脹氣。有些人吃了某種食物特別容易脹氣，就必須根據以往的經驗避開特定的食物。飯後不要一直悶坐在沙發上，可以起身走一走。溫和輕緩的運動有助於幫助消化。如果是因為服用了特殊的藥物而造成胃腸的脹氣、不適，就需要跟醫生溝通，請求更換藥物或是停藥。

　　傍晚腹脹，中醫稱之「申酉時分腹脹」。該症多與肝膽疏泄失常有關，現代醫學認為與自主神經功能紊亂有關聯。患者常有「腹脹晚上尤甚」之概稱。治療該症重在舒肝健脾、理氣。取柴胡、佛手、川楝子、枳殼、炒香附、炒棗仁、炒五靈脂、麥芽各10克，當歸、白芍各15克，水煎服，每日1劑。

# 012 腹痛指壓妙招

　　腹痛是指從肋骨以下到腹股溝以上部分的疼痛。輕微的腹痛多半是消化不良等胃腸道小毛病所引起的。持續性嚴重的腹痛可能是十分嚴重的疾病。腹痛同時伴有嘔吐，吐了之後腹痛並未

減輕，腹部軟軟地膨脹，患者昏昏欲睡、神志不清，很可能是下列各種疾病：①胃腸方面的疾病：胃潰瘍、闌尾炎、腸梗阻、腸穿孔、腸套疊、急性腸炎等。②泌尿、生殖系統的疾病：腎結石或癌瘤引起的腎絞痛、腎盂腎炎、前列腺炎、膀胱炎。③婦科疾病：子宮外孕破裂、卵巢囊腫蒂扭轉。④肝膽疾病：膽囊炎、肝炎、膽結石。⑤各種原因引起的腹膜炎。為了患者的安全，要立即去醫院急診。腹痛時千萬不要服用阿司匹靈或其他麻醉性止痛藥，以免掩蓋症狀，干擾診斷。

## 指壓療法

### 方法1

患者用兩拇指同時按壓兩側足三里穴50～100下，再如法按壓胃俞、脾俞穴各100～200下。每日1～2次。

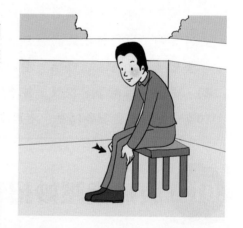

### 方法2

施術者兩手拇指分別置於一側足三里和合谷或梁丘穴，同時用力按壓100～200下。必要時再交替施行，反覆1～2遍。每日1次。

### 方法3

施術者用雙手拇指同時點壓兩側太沖穴30～60下，然後用中指扣

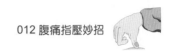

搯兩側陽陵泉穴100～200下，必要時可反覆1～2次。

### 方法4

施術者先用兩拇指或中指同時點壓至陽、靈台穴100～200下，然後依次按壓膽俞、肝俞、天宗穴各30～60下。每日1～2次。

### 方法5

用兩拇指依順序重按膈俞、膽俞、肝俞穴，各50～100下，最後用拇指和中指扣搯右側膽囊穴100～200下。可反覆進行。

### 方法6

施術者用拇指扣搯右側足竅陰穴60～100下。適用於膽囊術後腹部疼痛。

### 方法7

以拇指按揉腹部最痛點10～15分鐘，壓力由輕漸重。疼痛緩解後，可飲服少許酸醋，然後再按年齡計量給服驅蟲藥。適用於膽道蛔蟲症初期。

### 方法8

用拇指、中指扣搯右側內關、外關穴100～200下，必要時兩側同時扣搯。適用於肝區疼痛。

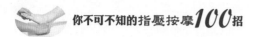

### 方法9

施術者用兩手拇指重按雙側腎俞穴及其四周的壓痛敏感點，按壓時指端稍向脊柱方向推100～200下，然後如法按壓雙側三陰交穴50～100下。可反覆進行1～2次。適用於尿道結石引起的腹痛。

### 方法10

施術者用拇指重按右側闌尾穴100～200下，無效時加壓左闌尾穴100～200下，或兩側同時重按，反覆點按1～2次。緩解後仍持續治療，每日或隔日點按1次。適用於闌尾炎引起的腹痛。

### 方法11

施術者用拇指按壓雙側膀胱俞穴30～60下，然後如法按壓雙側三陰交穴100下。適用於急性膀胱炎引起的腹痛。

### 方法12

施術者一手拇指指腹按揉中脘穴，另一拇指重按右側足三里穴，各30～60下。必要時加壓左側合谷穴30～60下。適用於小兒腹痛。

### 方法13

（1）患者取仰臥位。施術者取坐位於左側，用右手在腹部採用掌根揉法，輕輕地順時針方向反覆施術5～8分鐘。

（2）用右手四指指腹為著力點，指壓神闕、氣海、關元、中極穴，反覆施術3～5分鐘。

（3）指壓足三里、三陰交穴，反覆按摩3分鐘。

（4）患者取俯臥位。施術者用壓脊法，自上而下3～5分鐘。還可用指壓法沿脊柱上下壓脊3～5遍。

---

**專家建議**

　　腹痛的一般治療方法包括：①禁食、輸液，回復水、電解質和酸鹼的平衡。②積極搶救休克。③有胃腸梗阻者應予胃腸減壓。④應用廣譜抗生素以預防和控制感染。⑤酌用解痙止痛劑。除非診斷已經明確，否則應禁用麻醉止痛劑。

---

# 013 腸炎指壓妙招

　　腸炎是由細菌、病毒和寄生蟲等引起的腸道炎症，表現為噁心、嘔吐、腹痛、腹瀉、稀水便或黏液膿血便。部分患者可有發熱及裡急後重的感覺。腸炎按病程長短不同，分為急性和慢性兩類。慢性腸炎病程一般在兩個月以上，常見的有慢性細菌性痢疾、慢性阿米巴痢疾、非特異性潰瘍性結腸炎和局限性腸炎等。

##  指壓療法

**方法1**

（1）兩拇指指腹置於天樞穴上。急性腸炎用揉按法與慢性腸炎用揉按法略有不同；急性腸炎力道較重，慢性腸炎力道較輕；急性腸炎揉按2～3分鐘，其間可放鬆數次；慢性腸炎連續揉按5分鐘。

（2）拇指指端置於合谷穴上，食指指端置於該穴背面，兩指用力捏按，每20秒鐘放鬆數秒鐘。反覆捏按多次，直至局部出現明顯脹重感為止。

（3）中指指端用較溫和的力道揉按足三里穴，每半分鐘放鬆10秒鐘。反覆揉按多次，直至局部出現痠脹感為止。

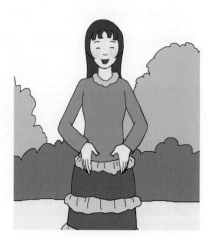

（4）食指或拇指揉按陰陵泉穴，力道稍重，每隔半分鐘放鬆10秒鐘。反覆揉按2～3分鐘，直至局部出現明顯痠脹感為止。

（5）拇指指腹揉按大橫穴，力道中等，每隔半分鐘放鬆5秒鐘。反覆揉按約5分鐘，以局部出現輕微脹感為宜。

（6）中指或拇指指腹揉按關元穴，力道中等，揉按約1分鐘後改用揉按，力道較重。揉按20秒鐘後放鬆5～10秒鐘，再揉按1次。以局部出現明顯痠脹感為宜。適用於慢性腸炎久延不癒者。

### 方法2

（1）患者取仰臥位。施術者坐於右側，用手指指腹緊貼於患者腹部，反覆施術3～5分鐘。

（2）用右手拇指、食指、中指指腹為著力點，指壓大橫、天樞、中脘、下脘、神闕、氣海、關元、足三里、三陰交等穴3～5分鐘。

（3）患者取俯臥位。施術者用十指指尖為著力點，在脊柱或脊柱兩側施術3～5分鐘，再用抹脊法、捏脊法施術3～5遍。

## 方法3

（1）患者取仰臥位。施術者坐於右側。以右手拇指螺紋面在臍以上部位（以右側為主）反覆指壓3～5分鐘。

（2）施術者右手食指、中指、無名指、小指四指併攏，用摩推法在上脘、中脘、下脘穴反覆施術3～5分鐘。

（3）緊接上法，指壓足三里、三陰交等穴，反覆指壓3～5分鐘。

（4）患者取俯臥位，施術者用指腹以按揉法在膈俞、肝俞、膽俞等穴反覆施術3～5分鐘。

## 方法4

（1）患者取仰臥位。施術者取坐位於其右側，用拇指螺紋面在右側腹部痛點或大橫、天樞穴，往左側推行，反覆施術3～5分鐘。

（2）患者取俯臥位。施術者用指揉法在膈俞、大腸俞、肝俞、膽俞、脾俞、胃俞等穴反覆施術3～5分鐘。

（3）用抹脊法自上而下施術3～5遍。

### 專家建議

休息對患者康復有很大的好處，特別是活動期患者要特別注意強調充分休息，因為安靜、舒適的休息環境可減少精神和體力負擔。病情好轉後可逐漸增加活動量，但一般應減免重體力活動。

由於腹瀉和營養不良等因素，患者可能會缺鐵、葉酸或貧血，應給予適量補充。益氣健脾、養血補腎的中藥可達到增強體質和補充營養的目的，但要辨證用藥。長期腹瀉者要補充鈣及鎂，鋅等。

注意飲食衛生。忌吃油膩食物、高纖維的食物。忌吃牛奶、羊奶和大量的蔗糖。忌生吃大蒜。忌盲目使用止瀉藥。

# 014 便祕指壓妙招

便祕是排便次數明顯減少，每2～3天或更長時間一次，無規律，糞質乾硬，常伴有排便困難感的病理現象。有些人數天才排便一次，但無不適感，這種情況不屬便祕。便祕可分為急性與慢性兩類。急性便祕由腸梗阻、腸麻痺、急性腹膜炎等急性疾病引起；慢性便祕的病因則較為複雜，按發病部位分類，可分為兩種：①結腸性便祕。由於結腸內、外的機械性梗阻引起的便祕稱之為機械性便祕。由於結腸蠕動功能減弱或喪失引起的便祕稱之為無力性便祕。由於腸平滑肌痙攣引起的便祕稱之為痙攣性便祕。②直腸性便祕。由於直腸黏膜感受器敏感性減弱導致糞塊在直腸堆積，見於直腸癌、肛周疾病等。中醫學認為，飲食入胃，經脾胃運化、吸收精華之後，所剩糟粕由大腸傳送而出，形成糞便。若腸胃受病，或因燥熱內結，或因氣滯不暢，或因氣虛傳送無力、血虛腸道乾澀，以及陽虛體弱、陰寒凝結等，皆可導致各種不同性質的便祕。

## 指壓療法

### 方法1

（1）患者仰臥位，兩膝屈曲。兩手掌指相疊，以肚臍為中心，在中、下腹部沿順時針方向摩動約5分鐘。手法要輕快、柔和、深淺適度，力道先輕後重。然後擴大範圍，摩動全腹約2分鐘。

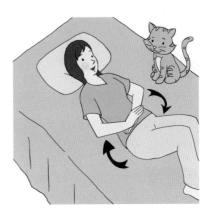

（2）患者仰臥位，兩膝屈曲，左手掌指置於下腹部的左側上方，右手掌指置於左手背上，然後兩手同時用力由上而下推按約2分鐘。

### 方法2

（1）患者坐位。施術者兩手拇指端著力，分別點按兩手背側的支溝穴約半分鐘。

（2）患者仰臥位。施術者用中指端著力，分別點按兩下肢外膝眼下6寸處的上巨虛穴約半分鐘。

（3）患者俯臥位。施術者兩手掌指著力，沿脊柱兩側足太陽膀胱經，從腰骶部至上背部（重點腰部），邊推邊揉，往返推揉約2分鐘。

（4）患者俯臥位。施術者兩手掌指交替著力，一手扶其腰部，另一手掌指緊貼腰骶部皮膚，稍用力下壓，並作上下或左右方向的連續直線往返。輕快急速擦之，以使皮膚出現微紅、有溫熱感為宜。

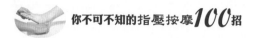

### 方法3

　　排便前，患者用手掌自右向左按揉下腹部100～200下。蹲下排便時，改用兩手中指或食指點壓雙側四白穴，並閉目運氣下行，加大腹力用力排便。

### 方法4

　　排便前，患者先用手掌按揉下腹部100～200下。如在左下腹觸及糞性包塊，應重點按揉。然後，用一食指點壓長強穴50～100下。

### 方法5

　　（1）拇指指腹用力揉按天樞穴，每隔半分鐘放鬆10秒鐘。反覆揉按10分鐘，直至局部出現強烈脹重感或患者產生便意為止。

　　（2）拇指指尖置於合谷穴上，中指指腹置於該穴背面，兩指用力切按，每隔20秒鐘放鬆數秒鐘，反覆切按2～3分鐘，直至局部出現明顯脹重感為止。

　　（3）拇指指尖用重力切按支溝穴，每隔半分鐘放鬆5秒鐘。反覆切按7～10分鐘，直至局部出現強烈脹重感為止。

　　（4）五指指端做梅花指狀，輕輕叩擊大腸俞穴及尾骶部，時間2～3分鐘，以患者產生便意為佳。若無便意，可每隔10分鐘再叩1次，叩擊力可適當加重，直至產生便意為止。

### 方法6

　　（1）患者取仰臥位。施術者用右手拇指點揉大橫、天樞穴。先點揉右側穴，後點揉左側穴，反覆點揉3～5分鐘。

（2）施術者採用掌按法，以肚臍為中心，反覆施術3～5分鐘。

（3）患者取俯臥位，施術者用右手掌根揉脊柱或脊柱兩側3～5分鐘。

（4）緊接上法，施術者用右手拇指指壓委中、承山穴1～3分鐘。

**專家建議**

便祕可導致一些併發症。宿便堆積在腸道裡，不斷產生各種毒氣、毒素，造成腸內環境惡化、腸胃功能紊亂、內分泌失調、新陳代謝紊亂、食欲及睡眠差、精神緊張。宿便壓迫腸壁，使腸黏膜受傷，腸蠕動變慢，導致習慣性便祕和頑固性便祕。宿便產生的臭氣導致口臭和臭屁，宿便產生的各種毒素被腸道反覆吸收，透過血液循環到達人體的各個部位，導致面色晦暗、皮膚粗糙、毛孔擴張、痤瘡、肥胖、乏力、煩躁。宿便中的毒素進入血液，可導致中老年人出現高血壓、心臟病、半身不遂、老年癡呆等。高血壓、冠心病患者經常是在排便時突發腦血管意外、冠心病加重，甚至死亡。因此，及時治療便祕十分重要。

# 015 小便不利指壓妙招

小便不利是指小便量減少、排尿困難或小便完全閉塞不通。因陰虛、發熱、大汗、吐瀉、失血等導致化源不足而小便不利者，治宜滋陰養血為主，方用增液湯、人參養榮湯、十全大補湯等。因肺氣失宣、脾虛不運、腎關不利、三焦決瀆失常等導致水

濕失運而小便不利者，治宜宣通肺氣、健運脾胃、溫補腎元、疏通三焦，方用生脈散加桔梗、實脾飲、八味丸、疏鑿飲子等。因肺熱氣壅、熱結膀胱、氣機鬱滯、瘀腐阻塞水道、腎元虛衰等導致尿蓄膀胱而小便不利者，可分別採用清肺、泄熱、理氣、化瘀、溫腎、滲利等法。本病常見於泌尿系統感染（如尿道炎、膀胱炎、腎盂腎炎）、膀胱結石、泌尿系統結石、泌尿系統癌腫等。

 ## 指壓療法

### 方法1

（1）患者仰臥位。施術者立於一側，一手中指端著力，分別點按肚臍直下1.5寸處氣海穴、肚臍直下3寸處關元穴、肚臍直下4寸處中極穴各約1分鐘，力道由輕到重，以患者能耐受為準。

（2）患者仰臥位。施術者立於一側，兩手掌重疊，掌根著力，從肚臍至恥骨聯合處，由上向下反覆直推約5分鐘。

（3）患者仰臥位。施術者立於一側，一手拇指端著力，分別按揉兩側內踝尖直上3寸的三陰交穴各約1分鐘。

（4）患者俯臥位。施術者立於一側，兩手拇指螺紋面著力，分別同時揉兩側第11胸椎棘突下旁開1.5寸處脾俞穴、第2腰椎棘突下旁開1.5寸處腎俞穴各約1分鐘。

（5）患者俯臥位。施術者立於一側，兩手掌置於腰骶部、緊貼皮膚，從腰至骶部，反覆擦摩約2分鐘，至皮膚微紅、有熱感為宜。

## 方法2

施術者用一手拇指壓揉關元穴50～100下，另一手掌同時自膀胱底部向尿道口稍用力往下推。囑患者加大腹力，配合用勁排尿。可反覆1～2次，每次間隔10分鐘。

## 方法3

施術者中指端置於中極穴，指尖向下與腹面成60°角，按壓50～100下。囑患者配合加大腹力排尿。必要時可反覆1～2次。

## 方法4

（1）取仰臥位，髖、膝屈曲。右手掌置於下腹部，左手掌貼於右手背上，兩手相互著力，以肚臍至恥骨聯合之中點為中心，環轉摩動約5分鐘。

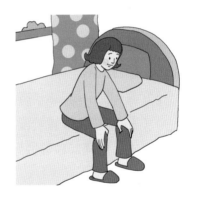

（2）取坐位。兩手拇指端著力，分別按壓同側膝關節的內膝眼下方的陰陵泉穴各約1分鐘。

## 方法5

施術者一手拇指扣掐一側列缺穴130～200下；另一手掌同時在膀胱部輕輕按揉利尿穴。力道由輕到重，逐步加大，切勿時緊時鬆或中途停止用力。每次10～15分鐘。

## 方法6

（1）拇指指腹用重力揉按中極穴，每隔半分鐘放鬆1次。揉按2～3分鐘後，改用點壓，每分鐘200次以上，直至局部出現墜脹感為止。

（2）中指指腹點壓氣海穴，力道逐漸加重，每分鐘點壓200次以上，時間3～5分鐘，直至局部出現脹重感為止。

（3）拇指指端用力揉按次髎穴，每隔20秒鐘放鬆1次，反覆揉按3～5分鐘，直至局部出現明顯痠脹感為止。

（4）中指指腹揉按會陰穴，力道不宜太重，連續揉按3～5分鐘，直至局部出現脹感或有尿意為止。

（5）拇指指腹置於三陰交穴上，其餘四指置於小腿外側面，拇指用較重力道捏按三陰交穴，每隔20秒鐘放鬆1次。反覆捏按5～7分鐘，直至局部出現強烈痠脹感為止。

（6）拇指指尖用力切按太沖穴，每隔20秒鐘放鬆1次。反覆切按3～5分鐘，直至局部出現明顯痠脹感為止。

（7）拇指指腹置於湧泉穴上，其餘四指置於足背，拇指用重力捏按湧泉穴，每隔20秒鐘放鬆1次。反覆捏按3～5分鐘，直至局部出現明顯痠脹感為止。

## 方法7

（1）患者通常取仰臥位。施術者先用掌根揉法自神闕向氣海、關元、中極穴反覆施術3～5分鐘。

（2）緊接上法，施術者再用指壓法，指壓湧泉穴3～5分鐘。

（3）患者俯臥位，施術者再用右手拇指螺紋面為著力，指壓腎俞、肝俞、脾俞、八髎穴3～5分鐘。

**專家建議**

　　每日指壓2～4次。對因精神因素引起的功能性尿瀦留，或腹部及盆腔手術引起的括約肌痙攣、神經反射性尿瀦留效果較好。指壓時手法宜均勻、柔和，用力適度。

# 016 泌尿系統感染指壓妙招

　　泌尿系統感染這裡指尿道和膀胱感染。尿液從膀胱通到體外去的通道叫作尿道，尿道和膀胱緊密相連，尿道感染常會上行引發膀胱炎症。一般來說，泌尿系統感染多與衛生不良有關。中醫學認為，居處潮濕、外陰不潔、房事不節等，導致濕熱穢濁之邪內侵，壅滯膀胱；或多食辛熱肥甘，嗜酒太過，釀成濕熱，下注膀胱；或惱怒傷肝，肝膽鬱熱，氣火鬱於下焦，膀胱氣化不利；或平素體虛，濕熱屢犯，倍傷正氣，脾腎兩虛等，均可出現尿頻、尿急、尿痛。若火熱內盛、迫血妄行，或腎陰虧虛、虛火灼絡，可見尿血。

 ## 指壓療法

**方法1**

　　（1）患者俯臥位。施術者以拇指指端按揉第2腰椎棘突下旁開1.5寸處的腎俞穴2分鐘，以感到痠脹為準。

　　（2）患者俯臥位。施術者以拇指指端按揉第2腰椎棘突下的命門

穴1分鐘，以感到輕微的痠脹為準。

（3）患者俯臥位。施術者以拇指指端或食指指端按揉第1、2、3、4骶骨後孔處的上髎、次髎、中髎、下髎穴8分鐘，以感到痠脹為準。

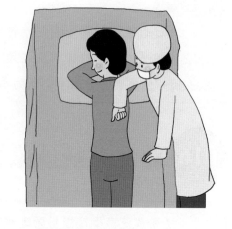

（4）患者俯臥位。施術者兩手的食指、中指各自併攏，並與同側拇指相對，揉捏脊柱兩側皮膚5遍，由腰骶部至膏肓俞穴。

（5）患者俯臥位。施術者以小魚際部附著於八髎穴處進行橫向來回摩拭，以感到溫熱為佳。

（6）患者仰臥位。施術者以拇指指端或食指指端按揉大腿內側面的箕門穴1分鐘，以感到痠脹為準。

（7）患者仰臥位。施術者以拇指指端或拇指螺紋面按揉小腿內踝尖直上6寸處的漏谷穴1分鐘，以感到痠脹為準。

（8）患者仰臥位。施術者以拇指指端或食指指端按揉小腿內踝尖直上3寸處的三陰交穴1分鐘，以感到痠脹為準。

（9）患者仰臥位。施術者以拇指指端或拇指螺紋面按揉足內踝與跟腱之間的太溪穴1分鐘，以感到痠脹為準。

（10）施術者以拇指指端按揉內踝尖下的照海穴1分鐘，以感到痠脹為準。

**方法2**

（1）拇指指腹輕輕揉按中極穴，每隔半分鐘放鬆1次。反覆揉按2～3分鐘，以局部出現微脹感即可。

（2）拇指指腹輕輕揉按氣海穴，每隔半分鐘放鬆1次。反覆揉按2～3分鐘，以局部出現微脹感即可。

（3）拇指指腹輕輕揉按歸來穴，每隔半分鐘放鬆1次。反覆揉按2～3分鐘，以局部出現微脹感即可。

（4）中指指端點壓膀胱俞穴，力道由輕到重，每分鐘點壓200次。連續2～3分鐘，直至局部出現痠脹感為止。

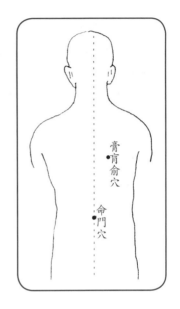

（5）拇指指腹置於陰陵泉穴上，其餘四指置於小腿外側面。拇指用中等力道捏按陰陵泉穴，每隔20秒鐘放鬆1次。反覆捏按3～5分鐘，直至局部出現痠脹感為止。

（6）拇指指腹置於三陰交穴上，其餘四指置於小腿外側面。拇指用中等力道捏按三陰交穴，每隔20秒鐘放鬆1次。反覆捏按3～5分鐘，直至局部出現痠脹感為止。

**專家建議**

平時要注意個人衛生，防止細菌感染。穿棉質內衣褲，不穿緊身不透氣的褲子。不要用公共浴池、浴盆洗浴，不要坐在未經消毒的馬桶上，不要與他人共用一條毛巾。尿液滯留膀胱愈久，

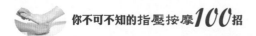

細菌的數量愈多。解決尿道疼痛的最佳方法是多喝水和流質。如果尿液清澈，表示水分喝足夠。如果尿液有顏色，表示水喝不夠。夫妻同房前要清潔身體，尤其是丈夫一定要有耐心，切忌動作粗暴傷害到妻子。性交前後上廁所能將陰道內的細菌沖掉。

 **017 泌尿系統結石指壓妙招**

泌尿系統結石是指發生在腎、輸尿管、膀胱和尿道等部位的結石，可引起腎絞痛及血尿。腎結石可見腰部持續性鈍痛，有時呈陣發性絞痛，疼痛向背及下腹部放射。多發生於20～40歲男性，單側多見。輸尿管結石可見陣發性劇烈絞痛，沿輸尿管向下放射至會陰及大腿內側，常伴有煩躁不安、噁心、嘔吐，也多發生於20～40歲男性，以單側多見。膀胱和尿道結石可見小便淋瀝不暢，或尿流突然中斷，伴有尿痛及血尿，疼痛可放射到會陰及陰莖頭處。如果結石阻塞尿道，則會發生急性尿瀦留。中醫認為，飲食不節，脾失健運，臟腑不和，濕熱下注，或平素多食辛熱肥甘，可致濕熱內蘊，煎熬尿液而成結石。

 **指壓療法**

**方法1**

（1）拇指指腹用重力揉按中極穴，每隔20秒鐘放鬆1次。反覆揉按3～5分鐘，直至局部出現墜脹感為止。

（2）左拇指指腹置於腎俞穴上，右拇指指腹壓在左拇指指背上，兩指同時用重力揉按腎俞穴，每隔8～10秒鐘放鬆1次，壓力逐漸加重。反覆揉按5～7分鐘，直至局部出現強烈痠脹感為止。

（3）拇指指端用力點壓次髎穴，力道逐漸加重，每分鐘200次以上。反覆點壓3～5分鐘，直至局部產生明顯痠重感為止。

（4）拇指指腹置於陰陵泉穴上，其餘四指置於小腿外側面。拇指用力捏按陰陵泉穴，每隔20秒鐘放鬆1次。反覆捏按3～5分鐘，直至局部出現明顯痠脹感為止。

（5）拇指指腹揉按大橫穴，力道不宜過重，每隔1分鐘放鬆1次。反覆揉按5～7分鐘，直至局部出現輕微脹感為止。

**方法2**

（1）患者取仰臥位，施術者指壓陽陵泉、三陰交、太沖穴3～5分鐘。

（2）緊接上法，施術者用掐法，在血海、足三里穴掐捏3～5分鐘。

（3）緊接上法，施術者用力指壓湧泉

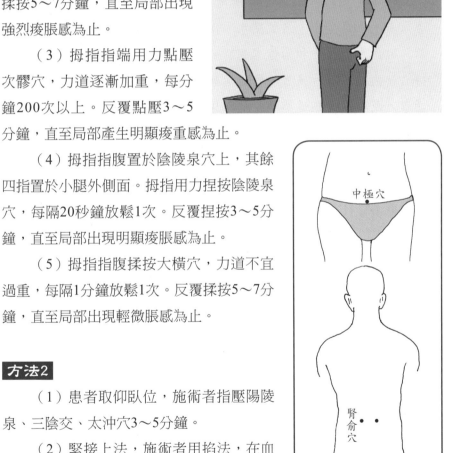

中極穴

腎俞穴

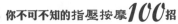
穴3～5分鐘。

（4）上法做完後，症狀得不到改善者可加強刺激，針刺陽陵泉、足三里、三陰交穴，留針15～30分鐘。

**專家建議**

泌尿系統結石的發生具有地域化的特點，在多發地區應改善水源，不喝生水，多飲開水。保持較多尿量，勿使尿液過分濃縮。磁化水對預防和治療本病有一定作用。平時應調暢情志，保持心情愉悅，進行適當的體育活動，增強體質。對結石位於腎下盞者，及時治療尿道感染，解除尿道梗阻，對預防結石的發生有重要意義。有結石病史者，應避免攝入過多鈣質。

# 018 高血壓病指壓妙招

高血壓病是以動脈舒張壓升高為特點的全身性、慢性血管疾病，以頭痛、頭暈為主要臨床表現。高血壓是常見的心血管疾病，其發病率高，且有逐漸上升趨勢。中醫認為，高血壓主要與肝腎的陰陽平衡失調或痰濕壅盛有關。素體陽盛，或長期憂鬱惱怒、氣鬱化火，或老年腎虧、久病傷腎，均可導致肝陽上亢而發病。現代醫學認為，高血壓分原發性高血壓和繼發性兩種。前者是由於大腦皮質功能紊亂引起全身小動脈痙攣，甚則發生動脈硬化，導致高血壓。後者是某些疾病的症狀之一，如腎小球腎炎、主動脈狹窄、妊娠中毒綜合症、顱內疾病等均可出現高血壓症狀。本病相當於中醫「眩暈」、「頭痛」的範疇。

##  指壓療法

**方法1**

（1）取坐位。將右足擱在左膝上，右手握住右足背部，左手掌尺側小魚際置於足心湧泉穴處，持續擦摩約3分鐘。然後換左足，方法亦然。

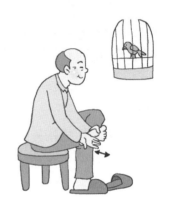

（2）取坐位。一手掌指著力，捏拿頸後部，反覆施術約2分鐘。

（3）取坐位。兩手拇指端交替著力，分別按揉兩側手背合谷穴約1分鐘。

**方法2**

（1）患者仰臥位。施術者立於一側，兩手拇指端著力，分別點按兩側肘關節屈曲處曲池穴、腕關節掌側神門穴、膝關節外膝眼下足三里穴、足背太沖穴各約1分鐘，以局部痠脹為宜。

（2）患者仰臥位。施術者立於一側，兩手掌指交替著力，分別置於上腹季肋部，上下反覆摩動約2分鐘。

（3）患者仰臥位。施術者立於一側，兩手掌指分別置於腹外側，自外向內，從上向下，交替擠攏拿提腹肌並逐漸移動，反覆施術約2分鐘。

（4）患者俯臥位。施術者立於一側，兩手掌指交替著力，分別推揉背腰兩側，沿足太陽膀胱經，從第一胸椎至腰骶部，自上而下，自下而上，邊推邊揉反覆施術約7分鐘。

（5）患者坐位。施術者立於一側，一手扶一側肩部，另一手拇指、食指、中指、無名指著力，對稱性捏拿上背及頸項部，反覆施術約3分鐘。

（6）患者坐位。施術者立於一側，兩手拇指或中指端著力，分別按揉兩側頸後部枕骨粗隆下方凹陷處中風池穴、眼外皆上外方凹陷處太陽穴、兩眉毛內側連線中點處印堂穴，各約1分鐘。

### 方法3

施術者用拇指先點壓印堂穴，然後依次點壓足三里、曲池、絕骨穴各100～200下，每日1～2次，兩側穴位交替使用。當血壓降至正常後，患者每天或隔日自行按揉絕骨穴50～100下，或以拇指、食指掐揉耳後降壓溝，可產生鞏固和預防作用。

### 方法4

施術者以拇指腹點壓百會穴10～15下；接著以拇指、食指掐拿風池穴5～7下；以雙手拇指端及四指扣掐兩曲池穴5～7下；以中指端垂直點壓太沖穴10～15下。每日1次，血壓降至正常後仍需再治療2～3次。

### 方法5

（1）拇、食指指腹同時輕輕揉按雙側風池穴，連續3～5分鐘，以局部出現輕微痠脹感為宜。

（2）中指指端按壓曲池穴，每分鐘200次，連續2～3分鐘，以局部出現明顯痠脹感為宜。

（3）拇指指腹用中等力道揉按足三里穴，每隔20秒鐘放鬆1次。反覆揉按5～10分鐘，直至局部出現痠脹感為止。

（4）拇指指尖用重力切按太沖穴，每隔10秒鐘放鬆1次。反覆切按2～3分鐘，直至局部出現明顯痠痛感為止。

（5）拇指或食指指腹輕輕揉按太陽穴，先順時針方向揉36次，再逆時針方向揉按36次。此法有緩解頭暈、頭痛等症狀的作用。

（6）拇指指腹置於太溪穴上，食指或中指指腹置於崑崙穴上，兩指用較重力道捏按，每隔10秒鐘放鬆1次。反覆捏按2～3分鐘，以局部出現明顯痠脹感為止。

**專家建議**

　　正常人群預防高血壓的措施包括：①每人每天食鹽的攝入量應在5公克以下。②提倡多食新鮮蔬菜、水果。菠菜、香蕉、橘子等含鉀量較多，可適當多吃一些。③增加膳食中優質蛋白質的含量，以增加必需胺基酸的攝取量。④要控制食量，減少總熱量的攝入，避免營養過剩，還要增加運動量，適當參加體力勞動和體育活動。⑤吸菸是高血壓的誘因之一，要堅決戒菸。⑥不良的飲酒習慣也是高血壓病的誘因之一，有高血壓危險因素的人更應戒酒。

# 019 冠心病指壓妙招

冠心病是中老年人常見的一種心血管疾病。本病的基本病變是供應心肌營養物質的血管——冠狀動脈發生了粥狀硬化，故其全稱為冠狀動脈粥狀硬化性心臟病。主要症狀為心絞痛、心律失常、心力衰竭，可能猝死。心電圖、心肌酶測定、放射性核素檢查和冠狀動脈造影能進一步明確診斷。控制血壓、血脂、體重和戒菸能有效防止冠心病的發生和惡化。本病相當於中醫「心痛」、「胸痺」、「真心痛」的範疇。

## 指壓療法

 方法1

（1）取仰臥位。兩手掌指交替著力，緊貼皮膚，分別擦摩對側胸部，從胸前由內向外沿肋間反覆擦摩各約2分鐘。

（2）取仰臥位。兩手拇指端著力，分別點按對側掌後腕關節橫紋正中直上5寸的郗門穴約1分鐘，以感麻脹並稍向手部放散為宜。

（3）取仰臥位。兩膝屈曲，

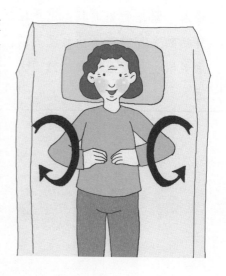

右手掌置於上腹部，左手掌貼在右手背上，兩手同時著力，由右而上，然後由左而下，來回反覆旋轉摩動約5分鐘。

**方法2**

（1）患者仰臥位。施術者立於一側，兩手拇指端著力，分別按揉兩側掌後腕橫紋正中直上2寸的內關穴各約2分鐘，以痠麻稍向肘臂放散為宜。

（2）患者仰臥位。施術者立於其後，兩手掌指同時著力，從胸前由內向外沿肋間反覆推摩約2分鐘。然後，施術者立於一側，兩手掌指交替著力，分別從肩關節的前面至上肢內側，反覆推摩各約1分鐘。

（3）患者仰臥位。施術者立於其後，一手中指端著力，點按胸前正中線、平第4肋間（兩乳之間）的膻中穴約1分鐘。

（4）患者俯臥位。施術者立於一側，兩手拇指端同時著力，分別點按兩側第5胸椎棘突下旁開1.5寸處的心俞穴、第3胸椎棘突下旁開1.5寸處肺俞穴，各約1分鐘，以感痠脹為宜。

（5）患者俯臥位。施術者立於一側，兩手掌指交替著力，從上背至腰部，沿足太陽膀胱經，反覆按揉約5分鐘。

**方法3**

施術者用一手拇指重壓一側內關穴或郄門穴，同時另一手拇指、中指分別對準另一側的曲池、少海穴施行重扣掐150～200下。必要時左右側交替進行，先左後右。

**方法4**

（1）中指指端抵在內關穴上作按壓，力道由輕到重，每分鐘按壓200次以上。持續2～5分鐘，以患者胸部疼痛緩解為準。

（2）拇指指尖置於郄門穴上，其餘四指置於該穴背面。拇指切按郄門穴，力道由輕漸重，切按20～30秒鐘後放鬆數秒鐘。反覆切按多次，以局部出現脹痛並向上臂及胸部傳導為佳。

（3）拇指指腹置於膻中穴上，用較輕力道揉按該穴1～8分鐘，再改用中指指腹揉按該穴1～2分鐘，直至患者胸前憋悶感緩解為止。此法有寬胸理氣、解鬱止痛的作用。

（4）拇指或食指指端按壓心俞穴，力道由輕漸重，每分鐘按壓200次。可連續按壓數分鐘，直至局部出現脹痛感為止。

（5）拇指指甲切按素髎穴，力道中等，切按半分鐘後放鬆3～5秒鐘。反覆切按數次，直至局部出現強烈痠脹感為止。

**方法5**

（1）患者取仰臥位。施術者位於右側。先用雙手平推胸部，右手在左側，左手在右側，反覆施術5～10分鐘。

（2）緊接上法，指壓中府、雲門、膻中穴，反覆施術3～5分鐘。重點指壓膻中穴。

（3）患者俯臥位或坐位。施術者以右手拇指指腹為著力點，重點指壓左側天宗穴3～5分鐘，再指壓心俞、膈俞、肝俞等穴3～5分鐘。

（4）如果在夜間突然發作時，可首先掐人中、內關等穴急救。

**專家建議**

　　防治冠心病心絞痛的措施包括積極治療高血壓、高血脂症，控制體重，停止吸菸等。調整生活方式也很重要。想減輕或避免心肌缺血的發作，應避免突然的激烈動作。心絞痛常發生在早晨，因此，起床後的活動動作應慢，必要時服用硝酸甘油做預防。寒冷的天氣可誘發心絞痛發作，外出應戴口罩或圍巾。濕熱環境也可誘發心絞痛，應避免進入這類環境中。焦慮、過度興奮、競爭性活動、飽餐後激烈活動均會誘發心肌缺血發作，應注意避免。

# 020 心悸指壓妙招

　　心悸指患者自覺心中悸動，甚至不能自主的一類症狀。發生時，患者自覺心跳快而強，並伴有心前區不適感。屬中醫「驚悸」和「怔忡」的範疇。心悸可見於多種疾病過程中，多與失眠、健忘、眩暈、耳鳴等並存。凡各種原因引起的心臟搏動頻率、節律發生異常，均可導致心悸。

 **指壓療法**

**方法1**

　　施術者用食指或中指按壓人迎穴，先壓右側10～15分鐘，放鬆後再如法按左側。施術時令患者配合閉目靜心。禁同時壓雙側。

### 方法2

　　施術者用拇指或中指點壓一側內關穴100～200下，必要時再如法點按另一側，先左側後右側。同時囑患者閉目，以一指自行點按膻中穴，配合做深呼吸運動。

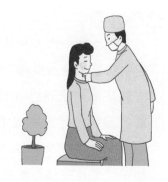

### 方法3

　　（1）患者取仰臥位。施術者先在其雙手勞宮穴採用指壓法，反覆施術3～5分鐘。

　　（2）施術者在其腹中採用點揉法，反覆施術1～3分鐘。

　　（3）患者取俯臥位。施術者用雙手多指揉的方法在脊柱或脊柱兩側反覆施術3～5分鐘，力道不宜過重。

　　（4）緊接上法，再點揉天宗、心俞、膈俞穴1～3分鐘。

### 專家建議

　　心悸患者應保持精神樂觀、情緒穩定，持續治療，堅定信心。應避免驚恐刺激及憂思惱怒等。生活作息要有規律。飲食有節，宜進食營養豐富而易消化吸收的食物，忌菸酒、濃茶。輕者可從事適當的體力活動，以不覺勞累、不加重症狀為準，避免劇烈活動。重症心悸患者應臥床休息，還應做好急救準備。

# 021 雷諾病指壓妙招

雷諾病是由間歇性的四肢肢端小動脈痙攣所引起的疾病，多發生於女性。其病因尚未完全明確。有人認為是中樞神經的功能失調，使交感神經功能紊亂而引起的局部缺血現象，也有人認為與內分泌腺的機能障礙可能有一定的關係。常為寒冷或情緒激動所誘發。發病緩慢，一般在受寒後，尤其是手指與冷水接觸後發作，故好發於冬季。患肢呈陣發性，指（趾）端由蒼白轉青紫，再表現為潮紅、冰冷、知覺消失，發作期後可恢復正常。伴有麻木、灼熱、針刺感等。個別病例有皮膚萎縮、指甲變形等症狀。

### 方法1

（1）取坐位。一手拇指自然屈伸，餘指微屈，置於患肢的背側或掌側，緊貼皮膚，作反覆揉摩約5分鐘。力道要均勻適當，以深達皮膚及皮下，使局部溫熱為宜。

（2）取坐位。一手拇指、食指和中指螺紋面著力，從關節至指（趾）端，做上下對稱性的左右捻動，邊捻邊輕拉動約5分鐘。

（3）取仰臥位。髖、膝屈曲，兩手掌指重疊置於腹部，緊貼皮膚。以肚臍為中心，從右向左，沿順時針方向反覆摩動約5分鐘。

### 方法2

（1）患者坐位。施術者一手拇指端著力，分別點按手掌背側合

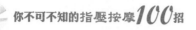

谷穴，腕關節掌後腕橫紋正中直上2寸內關穴，肘關節橈側凹陷處曲池穴，各約1分鐘，以局部有痠脹感為宜。

（2）患者俯臥或仰臥位。施術者立於一側，一手拇指端著力，分別點按小腿後側承山穴，膝關節外膝眼下3寸足三里穴，膝關節膕窩橫紋中央處委中穴，各約1分鐘。

（3）患者仰臥位。施術者立於一側，一手拇指和食指、中指、無名指相對著力，一緊一鬆地捏拿患肢筋腱、肌肉。從肘關節至指端（或從膝關節至趾端），從外側到內側，反覆施術約3分鐘，力道以患者能耐受為準。

**專家建議**

　　每日指壓1次，寒冷季節每日可指壓2～3次，能減輕症狀及預防發作。施術時手法宜輕柔緩和，力道適度，防止損傷皮膚。冬季應避免冷水刺激，注意患肢保暖。

## 022 腦中風指壓妙招

　　腦中風是一種突然發病的腦部血液循環障礙性疾病。臨床表現以猝然昏倒、不省人事或突然發生口眼歪斜、半身不遂、舌強言蹇、智力障礙為主要特徵。腦中風包括缺血性中風（短暫性腦缺血發作、動脈粥狀硬化性血栓性腦梗塞、腔隙性腦梗塞、腦栓塞）、出血性中風（腦出血、蛛網膜下隙出血）、高血壓腦病和血管性癡呆四大類。腦中風是嚴重危害人類健康的難治性疾病，

給患者帶來極大痛苦。因此，充分認識腦中風的嚴重性，提高治療與預防效果，降低發病率、致殘率和死亡率是當務之急。

 指壓療法

**方法1**

（1）患者坐位或仰臥位。健手半握拳，叩擊患側上下肢部，從上至下，反覆施術約1～2分鐘。

（2）患者取坐位。用力抬腿，屈伸膝關節、踝關節，反覆進行約1分鐘。

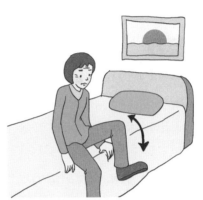

（3）患者先扶床邊或椅子站立約1分鐘，然後根據病情的好轉情況，逐步扶試著緩慢下蹲、起立，反覆進行約1分鐘。

**方法2**

（1）患者仰臥位。施術者立於一側，兩手掌指交替著力，自上、下肢內外側，從上向下，依次揉摩約7分鐘，尤以患側肩關節、肘關節、髖關節、膝關節為重點治療部位。

（2）患者仰臥位。施術者立於一側，兩手拇指或中指端著力，分別點按患側肩關節處肩髃穴、肘關節處曲池穴、手背合谷穴、大腿外側風市穴、膝關節外膝眼下3寸處足三里穴各約半分鐘，以局部痠脹為宜。

（3）患者健側臥位。施術者立於其背後，一手固定患肢，另一手

掌指著力，自患側肩部，沿上臂、肘關節至腕關節，再從臀部，沿大腿外側，經膝關節至小腿外側，反覆捏拿約5分鐘。

（4）患者俯臥位。施術者立於一側，兩手掌指交替著力，邊推邊揉，沿脊柱兩側足太陽膀胱經，從上至下，反覆施術約3分鐘。

（5）患者俯臥位。施術者一手扶其腰部，另一手掌指著力，從腰部至骶部，反覆擦摩約2分鐘，以局部有熱感為宜。

### 方法3

（1）拇指指尖用重力切按肩髃穴，每隔20秒鐘放鬆1次。反覆切按3～5分鐘，直至局部出現明顯痠脹感為止（部分患者因感覺障礙而不出現痠脹感，此時可適當延長切按時間，約5～7分鐘為宜。下同）。

（2）拇指指腹用重力揉按頸臂穴，每隔20秒鐘放鬆1次。反覆揉按3～5分鐘，直至局部出現明顯痠脹感為止。

（3）中指指端按壓曲池穴，力道由輕漸重，每分鐘200次。連續2～3分鐘，直至局部出現較明顯痠重感為止。

（4）拇指指腹置於手三里穴上，其餘四指置於該穴背面。食指用重力道捏按手三里穴，每隔20秒鐘放鬆1次。反覆捏按3～5分鐘，直至局部出現明顯痠脹感為止。

（5）拇指指尖置於外關穴上，其餘四指置於該穴背面。拇指用較重力切按外關穴，每隔10秒鐘放鬆1次。反覆切按2～3分鐘，直至局部出現痠脹感為止。

（6）拇指指端置於合谷穴上，食指指端置於該穴背面。兩指用重力捏按，每隔20秒鐘放鬆1次。反覆捏按3～5分鐘，直至局部出現明顯脹重感為止。

（7）左拇指指腹置於環跳穴上，右拇指指腹壓在左拇指背面，兩拇指同時用重力揉按環跳穴，每隔15秒鐘放鬆1次。反覆按壓8～10分鐘，直至局部出現明顯痠脹感為止。

（8）拇指指腹用力揉按風市穴，每隔10秒鐘放鬆1次。再揉按5～7分鐘，直至局部出現明顯痠脹感為止。

（9）拇指指腹用力揉按梁丘穴，每隔20秒鐘放鬆1次。再揉按3～5分鐘，直至局部出現明顯痠脹感為止。

（10）拇指指腹置於陽陵泉穴上，其餘四指置於該穴背面。拇指用重力捏按陽陵泉穴，每隔10秒鐘放鬆1次。反覆捏按2～3分鐘，直至局部出現明顯痠重感為止。

（11）拇指指腹置於承山穴上，其餘四指置於該穴背面。拇指用較重力道捏按承山穴，每隔15秒鐘放鬆1次。反覆捏按1～2分鐘，直至局部出現明顯痠脹感為止。

（12）中指指腹置於委中穴上，拇指指腹置於髕骨下緣處。兩指用力道捏按，每隔10秒鐘放鬆1次。反覆捏按2～3分鐘，直至局部出現脹重感為止。

（13）拇指指腹置於丘墟穴上，其餘四指置於足背內側面。拇指用較重力道捏按丘墟穴，每隔10秒鐘放鬆1次。反覆捏按1～2分鐘，直至局部出現明顯痠脹感為止。

**專家建議**

　　指壓治療一般在發病後2週進行，每日或隔日一次，手法宜輕柔緩和。一般下肢主動運動恢復較上肢為早，應盡量採用站立位和扶持走路，上肢可在患者坐或站立時做刺激運動。癱瘓嚴重者應定時翻身，褥瘡部位嚴禁指壓。患者要注意保持心情愉快，生活要有規律，切忌煩悶惱怒。

# 023 坐骨神經痛指壓妙招

坐骨神經痛是指組成坐骨神經的神經根、神經叢或神經幹本身受多種病因影響，引起神經傳導路徑及其分布區疼痛的一種疾病。常見病因有外傷、坐骨神經炎、梨狀肌損傷、腰椎間盤突出、椎管狹窄等。當坐骨神經附近的組織發生病變或損傷等，均可引起坐骨神經痛。主要症狀為腰部和下肢疼痛，多限於一側。疼痛為間歇性或持續性，夜間較白天重。本病相當於中醫「痹證」的範疇，多因風寒濕邪侵襲，阻滯經絡所致。

##  指壓療法

### 方法1

患者俯臥位。施術者用掌根自腰脊向大小腿按摩3～5遍；以拇指點壓患側委中穴5～10下；重點按壓腰部壓痛點，並左右捏按15～30下。每日2～3次。

### 方法2

患者仰臥屈膝位，施術者用拇指依序重力按揉患側中都、陰谷穴各200下；然後取俯臥位，重力按揉腰、骶、臀部壓痛點各5～7下；最後自腰至腿掌根按揉2～3遍。每日1～2次。

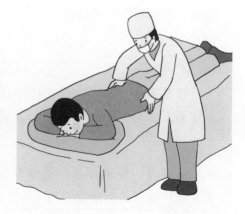

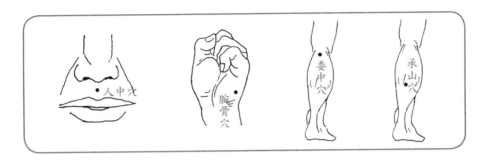

**方法3**

　　痛在腰脊正中者，施術者用拇指或食指扣掐人中穴30～50下；痛在腰脊兩側者，可用拇指同時重按雙側腕骨穴或支正穴50～100下；如痛位不明顯，同時點壓人中穴和一側的腕骨穴。

**方法4**

　　（1）拇指指腹用重力揉按腎俞穴，每隔20秒鐘放鬆1次。反覆揉按2～3分鐘，直至局部出現痠脹感為止。

　　（2）左拇指指腹置於環跳穴上，右拇指指腹置於左拇指指背上，兩手同時用重力揉按環跳穴3～5分鐘，直至局部出現痠脹感為止。

　　（3）拇指指腹置於委中穴上，其餘四指置於髕骨下緣處。拇指用重力揉按委中穴，直至局部出現較明顯痠重感為止。

　　（4）拇指指腹用重力捏按承山穴，每隔10秒鐘放鬆1次。反覆捏按2～3分鐘，直至局部出現明顯痠脹感為止。

　　（5）拇指指腹用中等力道連續揉按絕骨穴2～3分鐘，至局部出現脹感為止。

方法5

施術者先以拇指側按脊旁縱行大肌（骶棘肌）尋找疼痛敏感點，並向脊柱方向推壓30～50下，使痠脹感下傳至骶部。如腰痛連腿，則拇指重疊重按患側環跳、秩邊穴各30～50下；點壓承山穴3～5下。

**專家建議**

許多坐骨神經痛患者的發病都是與一次突然的腰部扭傷有關，如發生於拎舉重物、扛抬重物、長時間的彎腰活動或摔跌後。因此，當需要進行突然的負重動作前，應預先活動腰部，盡量避免腰部扭傷。平時多進行強化腰肌肌力的鍛鍊，並改善潮濕的居住環境，常可降低本病的發病率。患者急性期應及時就醫，臥床休息，並密切配合診治，預後通常是較好的。

# 024 三叉神經痛指壓妙招

三叉神經痛是一種在面部三叉神經分布區內反覆發作的陣發性劇烈神經痛。三叉神經痛多發生於中老年人，女性尤多，其發病右側多於左側。該病的特點是，在頭面部三叉神經分布區域內，發生驟發驟停、閃電樣、刀割樣、燒灼樣、頑固性、難以忍受的劇烈疼痛。說話、刷牙或微風拂面時都會導致陣痛，患者常因此不敢擦臉、進食，甚至連口水也不敢下嚥，從而影響正常的生活和工作。有人稱此痛為「天下第一痛」。三叉神經痛可分為原發性和繼發性兩大類，其中原發性三叉神經痛較常見。原發性

三叉神經痛是指找不到確切病因的三叉神經痛，可能是由於血管硬化並壓迫神經造成，也可能是因為神經通過的骨孔狹窄造成。繼發性三叉神經痛是指由於腫瘤壓迫、炎症、血管畸形引起的三叉神經痛。本病相當於中醫學的「頭痛」、「偏頭痛」、「面痛」範疇。

 ## 指壓療法

### 方法1

（1）食指或拇指指腹揉按陽白穴，力道稍輕。連續揉按2～3分鐘，直至局部出現微脹感為止。

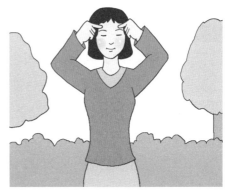

（2）食指指尖用力切按足臨泣穴，每隔20秒鐘放鬆1次。反覆切按幾十次，直至局部出現極強痠痛感為止。

（3）食指指腹揉按顴髎穴，力道中等，每隔20秒鐘放鬆1次。反覆揉按幾十次，直至局部出現較強痠感為止。

（4）拇指指尖用較重力道切按合谷穴，每隔15秒鐘放鬆1次。反覆揉按幾十次，直至局部出現較明顯的痠痛感為止。外關、下關、內庭三穴的治療方法與合谷穴相同。

（5）拇指指腹用中等力道揉按頰車穴，每隔20秒鐘放鬆1次。反覆揉按2分鐘後改用拇指指尖切按該穴，每隔20秒鐘放鬆1次，直至局部出現明顯痠脹感為止。

### 方法2

（1）患者仰臥位或坐位均可，施術者先在其健側指壓太陽、人中、印堂、頰車穴1～3分鐘，而後在患側採用同樣的方法1～3分鐘。

（2）緊接上法，在聽宮、聽會、頰車、外勞宮穴進行指壓3～5分鐘，力道可稍重。

（3）施術者採用循經點穴止痛法，點掐曲池、內關、外關、合谷、列缺穴。

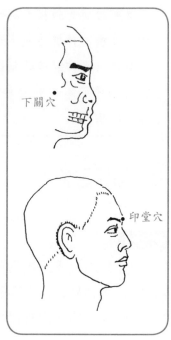

### 方法3

（1）患者取仰臥位。施術者用雙手指壓法，在印堂、太陽、頰車、迎香、顴髎穴反覆指壓3～5分鐘。

（2）施術者用拇指尖部為著力點，重掐合谷、外關穴1～3分鐘。力道要重，以痛點轉移法進行之。

（3）患者取坐位，施術者再用指壓法在風池、風府穴施術1～3分鐘。

（4）施術者可針對患者的症狀，採用對應的指壓療法進行治療。

**專家建議**

　　預防三叉神經痛，飲食要有規律，選擇質軟、易嚼食物。因咀嚼誘發疼痛的患者，則要進食流質。切不可吃油炸物、刺激性食物、海鮮產品以及熱性食物等。平時應多吃些含維生素豐富

及有清火解毒作用的食品，多食新鮮水果、蔬菜及豆製類食品。吃飯、漱口、說話、刷牙、洗臉動作宜輕柔，以免誘發板機點而引起三叉神經痛。注意頭、面部保暖，避免局部受凍、受潮。平時應保持情緒穩定，不宜激動，常聽柔和音樂，心情平和，保持充足睡眠。室內環境應安靜、整潔，空氣新鮮。適當參加體育運動，鍛鍊身體，增強體質。

# 025 顏面神經炎指壓妙招

　　顏面神經炎是指顏面神經急性非化膿性炎症，造成病側面部肌肉癱瘓和口眼歪斜的一種疾病。顏面神經炎可見於任何年齡，無性別差異。多為單側，雙側者甚少。通常為急性發病，一側面部表情肌突然癱瘓，可於數小時內達到高峰。有的患者發病前可見1～3天患側外耳道耳後乳突區疼痛，常於清晨洗漱時發現或被他人發現口角歪斜。檢查可見同側額紋消失，不能皺眉。因眼輪匝肌癱瘓，眼裂增大，做閉眼動作時眼瞼不能閉合或閉合不全，而眼球則向外上方轉動並露出白色鞏膜。下眼瞼外翻，淚液不易流入鼻淚管而溢出眼外。病側鼻唇溝變淺，口角下垂，示齒時口角被牽向健側。不能做噘嘴和吹口哨動作，鼓腮進病側口角漏氣，進食及漱口時湯水從病側口角漏出。由於頰肌癱瘓，食物常滯留於齒頰之間。膝狀神經節受累時除面癱、味覺障礙和聽覺過敏外，還有同側唾液、淚腺分泌障礙，耳內及耳後疼痛，外耳道及耳廓部位帶狀皰疹，稱膝狀神經節綜合症。本病相當於中醫的「歪嘴風」、「口眼歪斜」、「面癱」等範疇。

##  指壓療法

### 方法1

（1）患者仰臥位。施術者坐於頭後，兩手掌指著力，分別摩前額、眼眶、頰部。施術時右手在前，左手在後，相互配合，並以患側為重點，反覆施術約5分鐘。

（2）患者仰臥位。施術者坐於頭後，兩手中指或拇指端著力，分別按揉兩側眉上1寸處陽白穴、鼻唇溝中迎香穴、下頜角前上方約一橫指處頰車穴、口角旁地倉穴，乳突前方，平耳垂下緣凹陷處翳風穴，各約1分鐘。

（3）患者仰臥位。施術者立於一側，兩手半握拳，食指抵在下頜角上，拇、食、中指合力，輕輕捏提患側面頰部。鬆緊分明，從下至上，反覆施術約1分鐘。

（4）患者坐位。施術者立於背後，一手扶住前額，另一手拇指和食指、中指分別按拿兩側頸後風池穴，邊按邊拿約2分鐘。然後一手沿頸後兩側至肩部，自上而下反覆按拿約3分鐘。

### 方法2

（1）取坐位。先將兩手掌指搓熱置於面部，從下頜經口周、頰部、鼻唇溝、眼眶至前額，反覆推摩約3分鐘。

（2）取坐位。兩手小魚際同時著力，分別置於眼外側、頰

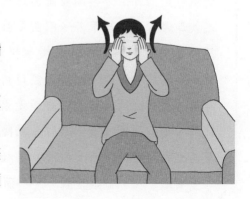

部，並以患側為重點，反覆揉摩約2分鐘。

（3）患者一手拇、食、中指捏住患側口唇，用力鼓腮呶嘴，讓口腔內氣流從健側衝出。每日3次，每次鼓吹氣20次。

（4）取坐位。兩手拇指端著力，分別按揉對側手背第一、二掌骨之間合谷穴，腕橫紋1.5寸處列缺穴，各約1分鐘。

### 方法3

施術者先用手掌揉按患側耳後和面部2～3分鐘，局部肌膚有溫熱舒服感更好；然後用拇指或中指依次按壓患側風池、翳風、陽白、絲竹空、睛明、四白、牽正、頰車、地倉穴及對側的合谷穴，每穴按壓100～200下，每天1～2次。如果以上穴位觸及陽性反應物（如觸及結節狀、條索狀物），應運用按撥法。

### 方法4

（1）拇、食指指腹同時輕輕揉按雙側風池穴，連續揉按3～5分鐘，直至局部出現痠脹感為止。

（2）拇指指尖輕輕切按頰車穴，每10秒鐘放鬆1次。反覆切按2～3分鐘，直至局部出現輕微脹感為止。

（3）食指指端輕輕揉按下關穴，每10秒鐘放鬆1次。反覆揉按約1分鐘，局部出現輕微脹感即可。

（4）中指指腹輕輕揉按陽白穴，連續揉按2～3分鐘，直至局部出現輕微痠脹感為止。

（5）拇指指尖用重力切按合谷穴，每隔10秒鐘放鬆1次。反覆切按2～3分鐘，直至局部出現明顯痠脹感為止。

（6）拇指指腹置於足三里穴上，其餘四指置於該穴背面，拇指用重力捏按足三里穴，每隔10秒鐘放鬆1次。反覆捏按3～5分鐘，直至局部出現明顯痠脹感為止。

（7）拇指指腹置於三陰交穴上，其餘四指置於該穴背面，拇指用重力捏按三陰交穴，每隔20秒鐘放鬆1次。反覆捏按2～3分鐘，直至局部明顯痠脹為止。

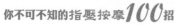 專家建議

　　顏面神經炎一般預後良好，通常於發病1～2週後開始康復，2～3月內痊癒。約85%病例可完全康復，不留後遺症。但6個月以上未見康復者則預後較差，有的可能遺有顏面肌肉痙攣或顏面肌肉抽搐。前者表現為病側鼻唇溝的加深，口角被拉向病側，眼裂變小。後者病側面肌不自主抽動，緊張時症狀更明顯，嚴重時可影響正常工作。少數病側還可能出現「鱷淚症」，即進食時病側眼流淚。肌電圖檢查及顏面神經傳導功能測定對判斷顏面神經受損的程度及其可能康復的程度有相當價值，可在發病兩週後進行檢查。

# 026 類風濕性關節炎指壓妙招

　　類風濕性關節炎多見於青壯年，以關節腔滑膜的慢性炎症為特點，表現為對稱性多發性反覆發作型關節炎。受累關節常為手足小關節，晚期多數導致關節破壞、強直和畸形，此外還伴有低

熱、貧血、體重減輕及淋巴結腫大等全身症狀，可累及全身多個臟器。目前病因尚不清楚，現代醫學認為，可能與感染、過敏、內分泌失調、家族遺傳、免疫反應等因素有關。中醫稱本病為「痺症」，多為外邪侵襲經絡，氣血閉阻瘀滯不能暢行所致，治療應活血化瘀，通經止疼行痺為宜。

 ## 指壓療法

### 方法1

（1）患者坐位。施術者以拇指指端按揉曲池穴30秒鐘，以感到痠脹為準。

（2）患者坐位。施術者以拇指指端按揉手背第1、2掌骨之間的合谷穴30秒鐘，以感到痠脹為準。

（3）患者坐位。施術者以拇指和食、中兩指用力由肩部至腕部拿捏5遍，以感到微微的痠脹為佳。

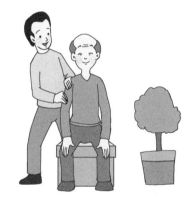

（4）患者坐位。施術者以拇、食兩指螺紋面捏住手指，對稱用力作捻轉活動，邊捻轉邊從指根移向指尖。十根手指各捻1遍。

（5）患者坐位。施術者一手扶住其肩部，另一手托住其肘部，分別做順時針和逆時針方向的運轉各5次。

（6）患者坐位。施術者用雙手掌面挾住其肩臂部，由肩部至腕部做輕輕地快速搓揉3遍。

（7）患者仰臥位。施術者以拇指指端按揉外膝眼下3寸的足三里穴1分鐘，以感到痠脹為準。

（8）患者仰臥位。施術者以拇指指端按揉腓骨小頭前下方凹陷處的陽陵泉穴1分鐘，以感到痠脹為準。

（9）患者俯臥位。施術者以拇指指端按揉第4胸椎棘突下旁開3寸處的膏肓俞穴1分鐘，以感到痠脹為準。

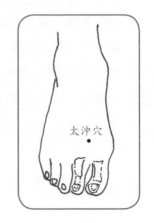

太沖穴

（10）患者俯臥位。施術者以拇指指端按揉第11胸椎棘突下旁開1.5寸處的脾俞穴1分鐘，以感到痠脹為準。

（11）患者俯臥位。施術者以拇指指端按揉第12胸椎棘突下旁開1.5寸處的胃俞穴1分鐘，以感到痠脹為準。

（12）患者俯臥位。施術者以拇指指端按揉髂前上棘與股骨大轉子高點連線中點處的居髎穴1分鐘，以感到痠脹為準。

（13）患者俯臥位。施術者以拇指指端按揉委中穴1分鐘，以感到痠脹為準。

（14）患者俯臥位。施術者以拇指指端按揉腓腸肌肌腹下的承山穴1分鐘，以感到痠脹為準。

### 方法2

施術者或患者用拇指、食指扣掐疼痛關節的左右兩側30～60下。指痛點壓合谷、外關穴；踝痛點壓太沖、絕骨穴，每穴30～60下。每日1次。本法適用於指、趾關節痛。

**專家建議**

　　類風濕病病程較長，且常導致關節畸形和功能喪失，患者常背負沉重的心理壓力，甚至放棄治療，以致完全喪失工作能力。家庭成員一定要對其進行耐心、細緻的疏導工作，主動關心和幫助他們，使患者樹立戰勝疾病的信心和毅力。應讓患者自己了解類風濕病病因、病理及目前的治療方法和療效，以便更好地配合治療。類風濕患者常年用藥，且多數藥物對胃腸有很強的刺激性，因而主張少吃多餐，以高蛋白、高維生素、高能量的食物為主，宜常吃黃鱔、鴨、骨髓、魚、瘦肉、板栗等。忌食生冷辛辣的食物，切忌暴飲暴食，以免損傷脾胃的消化吸收功能。急性期患者應臥床休息，以後要逐步加強活動，進行適當的體能鍛鍊，如散步、爬樓梯、打太極拳、慢跑、康復訓練。病況較嚴重的患者需自己在床上進行關節牽拉、伸展等功能鍛鍊，一是防止肌肉萎縮、關節強直；二是避免早期脫鈣；三是減輕炎症，改善血液循環；四是改善機體功能，促進關節功能恢復；但要注意不要操之過急、動作過快，以免損傷關節，還要注意防止受涼、潮濕。

## 027 風濕性關節炎指壓妙招

　　風濕性關節炎是一種常見的急性或慢性結締組織炎症，可反覆發作並累及心臟。臨床表現以關節和肌肉遊走性痠麻、重著、疼痛為特徵，屬變態反應性疾病。遊走性多關節炎的受累關節多為膝踝、肩、肘腕等大關節，常見由一個關節轉移至另一個關

節，病變局部呈現紅腫、灼熱、劇痛。部分患者可能多個關節同時發病，不典型的患者僅有關節疼痛而無其他炎症表現。急性炎症一般於2～4週消退不留後遺症，但常反覆發作。若風濕活動影響心臟，則可能導致心肌炎，甚至遺留心臟瓣膜病變。

## 指壓療法

（1）拇、食指同時用重力揉按雙側天柱穴，每隔20秒鐘放鬆1次。反覆揉按3～5分鐘，直至局部出現痠脹感為止。

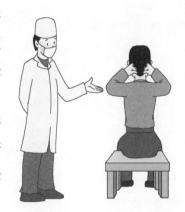

（2）拇指指腹用重力揉按肩井穴，每隔10秒鐘放鬆1次。反覆揉按3～5分鐘，直至局部出現較明顯痠脹感為止。

（3）食指指腹用中等力道揉按大椎穴，連續揉按3分鐘，直至局部出現輕微痠脹感為止。

（4）拇指指尖用重力切按後溪穴，每隔10秒鐘放鬆1次。反覆切按3～5分鐘，直至局部出現明顯痠重感為止。

（5）拇指置於肩髃穴上，食指置於肩髎穴上，兩指指腹用較重力同時揉按上述兩穴，每隔半分鐘放鬆1次。反覆揉按5～7分鐘，直至局部出現較重痠脹感為止。

（6）拇指指腹用力揉按頸臂穴，每隔20秒鐘放鬆1次。反覆揉按

3～5分鐘，直至局部出現較重痠脹感為止。

（7）拇指指腹置於曲池穴上，食指指腹置於該穴背面，兩指用重力捏按，每隔20秒鐘放鬆1次。反覆捏按3～5分鐘，直至局部出現強烈痠脹感為止。

### 方法2

（1）拇指指端置於尺澤穴上，食指指端置於曲澤穴上，兩指用中等力道同時揉按上述兩穴，每隔20秒鐘放鬆1次。反覆揉按2～3分鐘，直至局部出現痠脹感為止。

（2）拇指指腹置於合谷穴上，食指指腹置於該穴背面，兩指用重力捏按合谷穴，每隔20秒鐘放鬆1次。反覆按壓3～5分鐘，直至局部出現較明顯痠脹感為止。

（3）拇指指腹置於外關穴上，食指指腹置於內關穴上，兩指用較重的力道捏按，每隔20秒鐘放鬆1次。反覆捏按3～5分鐘，直至局部出現明顯痠脹感為止。

（4）左拇指指腹置於環跳穴上，右拇指指腹壓在左拇指指背面，兩拇指同時用重力揉按環跳穴，每隔15秒鐘放鬆1次。反覆按壓5～7分鐘，直至局部出現痠脹感為止。

（5）拇指指腹用重力揉按髖關穴，每隔10秒鐘放鬆1次。反覆揉按5～7分鐘，直至局部出現痠脹感為止。

### 方法3

（1）食指指腹用較重的力道揉按犢鼻穴，每隔10秒鐘放鬆1次。反覆揉按3～5分鐘，直至局部出現痠脹感為止。

（2）拇指指腹用重力揉按梁丘穴，每隔10秒鐘放鬆1次。反覆揉按5～7分鐘，直至局部出現明顯痠脹感為止。

（3）拇指指腹置於陽陵泉穴上，其餘四指置於小腿內側面，拇指用重力捏按陽陵泉穴，每隔10秒鐘放鬆1次。反覆捏按3～5分鐘，直至局部出現強烈痠脹感為止。

（4）中指指腹置於委中穴上，拇指指腹置於髖骨下緣，兩指用力捏按。反覆捏按2～3分鐘，直至局部出現痠脹感為止。

（5）拇指指腹置於崑崙穴上，食指指腹置於太溪穴上，兩指用重力捏按。反覆捏按2～3分鐘，直至局部出現明顯痠脹感為止。

（6）拇指指腹置於丘墟穴上，其餘四指置於足背內側面，拇指用重力捏按丘墟穴，每隔10秒鐘放鬆1次。反覆捏按2～3分鐘，直至局部出現較強痠脹感為止。

（7）拇指指尖用重力切按解溪穴，每隔10秒鐘放鬆1次。反覆切按2～3分鐘，直至局部出現痠脹感為止。

（8）拇指指尖置於太沖穴上，其餘四指置於足底，拇指用力切按太沖穴，每隔10秒鐘放鬆1次。反覆切按2～3分鐘，直至局部出現較強痠重感為止。

（9）拇指指尖置於內庭穴上，食、中指指腹置於足底，拇指用較重的力道切按內庭穴，每隔10秒鐘放鬆1次。反覆切按2～3分鐘，直至局部出現痠脹感為止。

（10）拇指指尖置於足臨泣穴上，其餘四指置於足底。拇指用稍重的力道切按足臨泣穴，每隔10秒鐘放鬆1次。反覆切按2～3分鐘，直至局部出現痠脹感為止。

風濕性關節炎患者一般宜進食高蛋白、高熱量、易消化的食物，少食辛辣及生冷、油膩之物。飲食要定時、定量，食物的軟、硬、冷、熱均要適宜。不可因擔心體質虛弱、營養不夠而暴飲暴食，以免增加脾胃負擔，傷及消化功能。風濕性關節炎患者經常受病痛折磨，又長期與藥物為伴，疾病發作時更是不思飲食，故飲食宜清淡。一則可以保持較好的食欲，二則可以保持較好的脾胃運化功能，以增強抗病能力。

# 028 失眠指壓妙招

失眠，又稱不寐，是指經常不能獲得正常睡眠的一種病症。因一時情緒緊張或環境吵鬧、臥榻不適等而引起失眠者，不屬病理範圍，只需解除有關因素即可恢復正常。因發熱、咳喘、疼痛等疾患引起的失眠，應著重處理原發病。中醫認為思慮憂愁，操勞太過，損傷心脾；氣血虛弱，心神失養；或驚恐、房勞傷腎，腎陰虧耗，陰虛火旺，心腎不交，神志不寧；或飲食所傷，脾胃不和，濕盛生痰，痰鬱生熱，痰熱上擾心神；或憂鬱惱怒，肝火上擾，心神不寧等，均可導致失眠。現代醫學認為引起失眠的原因很多，常見的原因是情緒過度緊張，神經高度興奮，大腦不能過渡到睡眠的抑制狀態。有的患者越失眠，精神越緊張，造成惡性循環，最終導致神經衰弱。另外，不良的生活習慣，如吸菸過多，過量飲濃茶、咖啡，睡前過饑或過飽，過度的夜生活等均可導致失眠。

## 方法1

（1）取坐位。兩手十指交叉，抱著後頸部，頭稍後仰，然後兩手來回摩擦約2分鐘。

（2）取坐位。兩手掌指著力，緊貼腰眼，用力向下擦至骶部，如此反覆施術約2分鐘。

（3）取坐位。彎腰，兩手拇指端著力，分別按揉兩側脛骨後緣處三陰交穴約2分鐘。

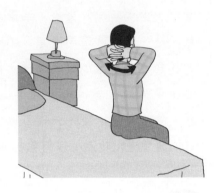

## 方法2

（1）患者仰臥位。施術者坐於其頭後，兩手拇指螺紋面著力，分別在前額部縱橫分推2分鐘。

（2）患者仰臥位。施術者兩手拇指或中指端著力，分別按揉兩眉頭連線之中點印堂穴、兩側眉梢與眼外眥之間向後一寸許的凹陷處太陽穴、手掌後腕橫紋正中直上2寸處內關穴、膝關節外膝眼下3寸足三里穴，各約1分鐘。

（3）患者仰臥位。施術者坐於其頭後，兩手指微曲，五指自然分開，指端適當著力振、啄頭部，從左右兩側至頭頂部，反覆施術約2分鐘。

（4）患者仰臥位。施術者立於一側，兩手掌指交替著力，以肚臍為中心，作順時針方向移動，由內向外，反覆摩動約5分鐘。

### 方法3

（1）患者仰臥位。施術者坐於其頭後，兩手拇指螺紋面置於前額正中處同時著力，自內向外側頭部，反覆摩動3分鐘。然後兩手掌根同時著力，分別置於兩側眼角外側和面頰部，反覆運摩約2分鐘。

（2）患者仰臥位。施術者坐於其頭後，兩手指微屈，指端同時著力，分別自前頭部髮際處向兩側顳部、頭頂至枕部，快速梳擦顫動，頻率越快越好，反覆施術約2分鐘。

（3）患者仰臥位。施術者一手握住腕關節，另一手拇指端著力，點按兩側掌後腕橫紋尺側端稍上方凹陷處神門穴各約半分鐘。

（4）患者仰臥位。施術者兩手拇指端交替著力，分別按揉兩側踝關節的內踝尖直上3寸三陰交穴各約1分鐘。

（5）患者俯臥位。施術者立於一側，兩手掌指交替著力，分別推揉脊柱兩側，沿足太陽膀胱經，從上背至腰骶部，邊推邊揉反覆施術約5分鐘。

### 方法4

患者於每晚睡前，用45℃左右的溫水（冬、夏季可適當增減）浸泡雙腳，水宜浸至小腿肚，兩足底與背面在水中相互交替輕輕擦搓，每次10～15分鐘。抹乾後將左足擱於右腿上，用右拇指指腹以每秒2～4下的頻率，輕力按揉湧泉穴100下，使局部產生熱感；完畢，如法按揉右側湧泉穴。最後上床平臥，以食指、中指、無名指併攏，指腹輕緩按揉關元穴100～200下。

**方法5**

（1）拇指指尖輕輕切按神門穴，持續切按2～3分鐘，局部出現輕微脹感即可。

（2）食指或拇指指腹輕輕揉按三陰交穴2～3分鐘，後改用揉法按壓該穴3～5分鐘，局部出現痠脹感即可。

（3）拇指或食指指腹輕輕揉按內關穴2～3分鐘，至局部出現痠脹感為止。

（4）拇指指尖置於太沖穴上，力道稍重，切按時間1分鐘左右，直至局部出現較強痠脹感為止。

（5）拇指指腹輕輕揉按安眠穴2～3分鐘，直至局部出現輕微的痠脹感為止。

**專家建議**

　　如果是器質性病變引起的失眠，應同時治療原發病。注意日常的飲食起居，生活要有規律，定時睡覺、起床，避免過多夜生活及睡懶覺。解除心理負擔，避免精神刺激，保持開朗的心情。堅持體能鍛鍊，開展正常的社交與休閒活動。指壓療法宜在睡前1～2小時內進行，施術時患者心情不能急切，精神要放鬆。

## 029 頭痛指壓妙招

　　頭痛是臨床上常見的症狀之一，原因繁多。輕度頭痛一般不用休息，可服用止痛藥如阿斯匹靈等。如有劇烈頭痛必須臥床休

息。環境要安靜，室內光線要柔和；此外，應加強精神護理，消除患者易怒、緊張等不良情緒，以避免誘發其他疾病。對某些疾病引起的頭痛，應控制病情以緩解疼痛。

## 指壓療法

方法1

（1）患者仰臥位。施術者坐於其頭後，兩手拇指螺紋面置於額部正中處，自內向外及顳部，反覆分推約2分鐘。

（2）患者仰臥位。施術者坐於其頭後，兩手拇指和中指端同時著力，點按頸部兩側凹陷處的風池穴，和兩眼外眥上外方凹陷處的太陽穴約1分

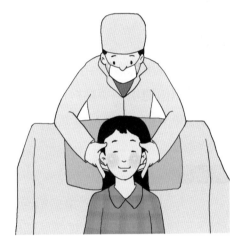

鐘，以局部痠脹、放散到頭頂為宜，然後用輕力向後提拉3次。

（3）患者仰臥位。施術者立於其頭後，兩手十指端置於前頭部髮際處，向兩側顳部、頭頂及枕部快速梳擦、顫動，頻率越快越好，反覆施術約2分鐘。

（4）患者仰臥位。施術者立於其頭後，右手拇指端置於頭頂正中處的百會穴，左手拇指置於右手拇指背側，然後兩拇指同時著力，垂直點按約1分鐘，以局部麻、脹為宜。

### 方法2

（1）取坐位。兩手十指交叉抱著後頸部，頭稍向後仰，然後用掌根反覆擠提後頸約1分鐘。

（2）取坐位。兩手拇指端交替著力，分別按揉對側的合谷穴約1分鐘，以局部脹沉放散至手指為宜。

（3）取坐位。將右足擱在左腿上，右手握住小腿，左手拇指端點按足背的太沖穴約半分鐘，以感痠脹為宜。換左足亦然。

### 方法3

施術者用拇指或中指重點印堂穴（可配合按壓或叩擊法）50～100下，或用兩拇指指端點按兩側攢竹穴，同時以兩中指分別按頭維穴或率谷穴30～50下，可反覆進行。每日2～3次。

### 方法4

（1）拇、食指用較重力道同時揉按雙側風池穴，每隔15秒鐘放鬆1次。反覆按壓幾十次，直至局部出現脹重感為止。

（2）拇指指腹揉按百會穴，力道中等，持續揉按3～5分鐘，直至局部出現輕微熱感或脹感為止。

（3）五指指端撮合成梅花指狀，用較輕力道叩擊印堂穴及前額、巔頂、項背等處。叩擊時間3～5分鐘，以患者頭痛有所緩解為宜。

（4）雙拇指指腹同時揉按雙側太陽穴，先順時針方向揉按36次，再逆時針方向揉按36次，力道輕重視頭痛輕重而定。症狀輕者力道輕，症狀重者力道適當加重。

（5）拇指指尖用力切按合谷穴，每隔15秒鐘放鬆1次。反覆幾十次，直至局部出現難以忍耐的痠痛感為止。

（6）拇指指尖切按太沖穴，力道要重，每隔15秒鐘放鬆1次。反覆切按幾十次，直至患者頭痛稍有緩解為止。

（7）拇指指腹置於崑崙穴上，食指或中指指腹置於該穴背面（太溪穴），兩指用重力捏按，每隔15秒鐘放鬆1次。反覆捏按幾十次，直至局部出現明顯痠脹感為止。

（8）拇指指腹揉按頭痛最厲害的部位（痛點），力道稍重，每隔15秒鐘放鬆1次。反覆揉按多次，以局部疼痛緩解為準。

### 方法5

（1）患者可選仰臥位。施術者用多指揉法自頭的前額向頭頂至腦後，反覆施術1～3分鐘。

（2）指壓印堂、百會、太陽穴1～3分鐘。

（3）患者取俯臥位，指壓風府、風池穴1～3分鐘。

（4）緊接著點掐列缺穴1～3分鐘。

### 方法6

（1）患者取仰臥位，施術者用雙手拇指在兩側眼部及頭的前額，反覆指壓3～5分鐘。

（2）緊接上法，施術者用右手拇指指壓印堂、太陽、頭維、風池、風府、百會穴3～5分鐘。

（3）施術者在列缺、合谷、外關穴反覆進行指壓3～5分鐘。

專家建議

　　頭痛的原因複雜，施術者在指壓前應明確診斷。指壓具有祛風止痛、疏經活絡之功效，對感冒、過勞、神經衰弱、高血壓、血管神經性疾病引起的頭痛效果頗佳。頭痛患者的生活要有規律，不能過度勞累。此外，應適當進行體能鍛鍊，避免精神刺激。

## 030 眩暈指壓妙招

　　眩暈多由內耳的病變所致，常以發作性眩暈，伴噁心、嘔吐、耳鳴及漸進性聽力減退為特徵。本病相當於中醫「眩暈」範疇，「眩」是眼花，「暈」是頭暈，兩者常同時出現，故統稱為「眩暈」。輕者閉目即止；重者如坐車船，旋轉不定，不能站穩，或同時伴有噁心、嘔吐、出汗等症狀。重者血壓降低、面色蒼白，甚至發生暈厥或抽搐。耳鳴可在眩暈前幾天（幾個月或幾年）就已經存在，多為單側，時輕時重。聽力障礙可緩慢下降，以單側多見。發作時間長短不等，間歇期長短也不等。

 指壓療法

方法1

　　（1）患者坐位。施術者以雙手拇指指端用力，自前額正中向兩旁抹至太陽穴，約30次，以感痠脹為準。

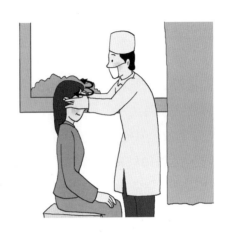

（2）患者坐位。施術者以拇指指端或螺紋面用力按壓揉動頭頂正中線與兩耳尖直上連線之交叉處，按揉約100次，以感痠脹為準。

（3）患者坐位。施術者以拇指、食指指端或螺紋面按壓揉動目外皆旁0.5寸瞳子髎穴，約100次，以感痠脹為準。

（4）患者坐位。施術者以拇、食或中指指端或螺紋面按壓揉動腕橫紋尺側端中的神門穴，約30次，以感痠脹為準。

（5）患者坐位。施術者以拇指與食、中指對稱著力，拿捏手背合谷穴，約15次。

（6）患者坐位。施術者以拇指與食、中指對稱用力，拿揉腕橫紋上2寸內關穴，約15次，以感痠脹為準。

（7）患者坐位。施術者以拇指或食指指端或螺紋面掐揉足三里穴，約30次，以感痠脹為準。

**方法2**

（1）患者取仰臥位。施術者指壓腹部，在上腹部、中腹部、下腹部反覆施術5～10分鐘。

（2）施術者指壓血海、足三里、三陰交穴3～5分鐘。

（3）施術者用右手拇指指壓湧泉穴3～5分鐘。

（4）患者俯臥位，施術者緊接上法，在脊柱或脊柱兩側反覆指壓5～10分鐘。

### 方法3

（1）拇、食指指腹分別同時用較輕的力道揉按雙側風池穴2～3分鐘，直至局部出現痠脹感為止。

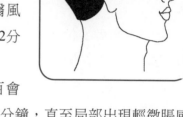
太陽穴

（2）中指指腹用中等力道揉按翳風穴，每隔10秒鐘放鬆1次。反覆揉按1～2分鐘，直至局部出現痠脹感為止。

（3）拇指指腹用較輕力道揉按百會穴，每隔20秒鐘放鬆1次。反覆揉按1～2分鐘，直至局部出現輕微脹感為止。

（4）拇指指端用重力捏按外關穴，每隔20秒鐘放鬆1次。反覆捏按2～3分鐘，直至局部出現明顯痠脹感為止。

（5）拇指指端用較重力道揉按陽陵泉穴，每隔20秒鐘放鬆1次。反覆揉按2～3分鐘，直至局部出現明顯痠脹感為止。

（6）拇指指端用重力捏按太沖穴，每隔10秒鐘放鬆1次。反覆捏按1～2分鐘，直至局部出現較明顯痠脹感為止。

（7）拇指指腹用重力捏按三陰交穴，每隔10秒鐘放鬆1次。反覆捏按1～2分鐘，直至局部出現明顯痠脹感為止。

### 專家建議

眩暈症臨床表現複雜多樣，涉及到多種疾病。患者應積極預防，控制原發病。一旦出現症狀應盡快到醫院診治，以免耽誤病情。要在明確診斷的前提下，採用辨證施治的方法進行指壓。如果是頸椎病引起的眩暈，可在頸椎兩側使用指壓手法；如是肝陽上亢引起的眩暈，可在使用以上指壓方法的前提下，加用平肝的指壓方法。

# 031 癔病指壓妙招

癔病是由於各種精神刺激、情緒激動或不良暗示而引起的大腦功能性疾病。患者一般都有情緒容易激動、心胸比較狹窄、性格不夠開朗、易於生悶氣、主觀自信、富於幻想、暗示性強、缺乏自制能力等特點。中醫認為癔病屬「臟躁」的範圍，乃由於喜、怒、憂、思、悲、恐、驚七種情志過用所致。癔病的症狀多種多樣，有精神障礙如哭笑無常、大吵大鬧、手舞足蹈等；有運動障礙如語言抑制、失音或肢體癱瘓、肢體震顫和痙攣等；有感覺障礙如突然失明、耳聾以及喉頭有物梗阻等；有內臟功能紊亂如神經性嘔吐、神經性呃逆等。

## 指壓療法

### 方法1

（1）患者仰臥位。施術者立於頭後，一手拇指端著力，直接掐切上唇人中穴。有節奏地一掐一鬆約1分鐘，以感脹、重、痛為準。

（2）患者仰臥位。施術者立於一側，兩手拇指端著力，分別點按兩側掌後腕橫紋正中直上2寸的內關穴、手背的合谷穴、足背的太沖穴，各約1分鐘，以感痠脹為宜。

（3）患者仰臥位。施術者立於一側，兩手拇指端著力，分別按揉兩足底的湧泉穴各約1分鐘。

（4）患者仰臥位，髖、膝屈曲。施術者立於一側，兩手掌指交替著力，以肚臍為中心，沿順時針方向環形摩動約5分鐘。

（5）患者俯臥位，裸露背脊，全身肌肉放鬆。施術者兩手食、中指著力，橫抵在骶尾部上，兩手交替進行，沿督脈循行線向前推進至第7頸椎。隨捏隨推，每捏捻3下，上提1下，反覆施術3～5遍。

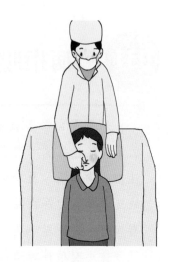

### 方法2

患者仰臥。施術者用食指端置於一側天容穴上，朝對側耳朵方向，由輕漸重按揉50～100下。稍停片刻，再行一側，先左後右。必要時，也可同時雙側按揉。

### 方法3

（1）拇指或食指指尖用力切按人中穴。昏厥者一直按至神志恢復為止，精神障礙、哭笑無常者按壓3～5分鐘，其間可放鬆數次。

（2）拇指指尖用力切按太沖穴3～5分鐘，其間可放鬆數次。此法適用於癔病性失明、失聰及假性癡呆等症狀。

（3）拇指指腹置於陽陵泉穴上，其餘四指置於該穴背面，拇指用重力捏按該穴。每隔半分鐘放鬆數秒鐘，反覆按壓至局部出現明顯痠脹感為止。此法適用於癔病性癱瘓、抽搐等。

（4）拇指指端置於內關穴上，其餘四指置於該穴背面，做對捏按壓，力道宜重。每隔半分鐘後放鬆一下，數秒鐘後再捏按。反覆多

次，直至局部出現強烈脹重感為止。此法對癔病性呃逆、嘔吐等有效。

（5）中指指端輕輕揉按中極穴3～5分鐘，每隔半分鐘放鬆1次，以局部出現輕微脹感為宜。再配合拇指指腹捏按三陰交穴2～3分鐘，可治療癔病性尿頻症等。

**專家建議**

　　指壓療法對治療癔病有較好效果。本病僅在發作時治療。治療癔病宜結合心理輔導，可進行暗示治療。分散患者注意力亦有助於緩解病症。發病時應保持安靜，避免一切精神刺激。

　　癔病性病態人格是指癔病病人的情緒與性格表現，這種病態人格的特徵於病後顯得更加突出。其一是高度情感性：平時情緒偏向幼稚、易波動、任性、急躁易怒、敏感多疑，常因微小瑣事而發脾氣或哭泣。情感反應過分強烈，易從一個極端轉向另一個極端，往往帶有誇張和戲劇性色彩，對人對事也易感情用事。其二是高度暗示性：指患者很容易受到周圍人的言語、行動、態度等影響，並產生相應的聯想和反應時稱暗示；當時自身的某些感覺不適產生某種相應的聯想和反應時稱自我暗示。暗示性取決於病人的情感傾向，如對某件事或某個人具有情感傾向性，則易受暗示。其三是高度自我顯示性：具有自我中心傾向，往往過分誇耀和顯示自己，喜歡成為大家注意的中心。病後主要症狀為誇大症狀，祈求同情。其四是豐富的幻想性：富於幻想，其幻想內容生動，在強烈情感影響下易把現實與幻想相互混淆，給予人愛說謊的印象。

# 032 焦慮症指壓妙招

焦慮症又稱焦慮性神經症，以廣泛性焦慮症和發作性驚恐狀態為主要臨床表現。患者焦慮、恐慌和緊張情緒，感到最壞的事即將發生，常坐臥不安，缺乏安全感，整天提心吊膽，心煩意亂，對外界事物失去興趣。嚴重時有恐懼情緒，對外界刺激易出現驚恐反應，常伴有睡眠障礙和自主神經紊亂現象，如入睡困難、作惡夢、易驚醒、面色蒼白或潮紅、易出汗、四肢發麻、肌肉跳動、眩暈、心悸、胸部有緊壓感或窒息感、食欲不振、口乾、腹部發脹、便祕或腹瀉、尿頻、月經不調、性欲缺乏等。

## 指壓療法

（1）拇指指尖用力切按太沖穴2分鐘，以局部出現較強痠脹感為宜。

（2）中指或食指指腹輕輕揉按風池穴2～3分鐘，以局部微有脹感為宜。

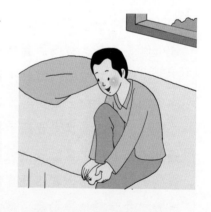

（3）拇指指尖以較重力道切按內關穴，持續用力20秒鐘後，放鬆數秒鐘再切按，直至局部出現明顯痠脹感為止。

（4）拇指指腹置於太溪穴上，食指或中指指腹置於該穴背面（即崑崙穴），拇、食指或拇、中指對捏，力道可稍重。對捏半分鐘後，

放鬆數秒鐘再捏按，反覆多次，直至局部出現痠脹感為止。

（5）拇指或食指指腹輕輕揉按百會穴3～5分鐘，以局部出現熱感或脹感為宜。

（6）拇指指端置於湧泉穴處，其餘四指置於足背，拇指用力按壓20～30秒鐘後放鬆數秒鐘再按。反覆按壓多次，局部可出現明顯脹感。

**專家建議**

焦慮症是一種功能性障礙或心理障礙，不是器質性疾病，對人的生命沒有直接威脅，因此患者不應有任何精神壓力和負擔。要樹立戰勝疾病的信心，在醫生的指導下學會調節情緒和自我控制，如心理鬆弛、轉移注意力、排除雜念，以達到順其自然、泰然處之的境界。學會正確處理各種緊急事件的方法，增強抗壓能力。培養廣泛的興趣和愛好，使心情豁達開朗，適當應用抗焦慮藥。

# 033 白血球減少症指壓妙招

周圍血象白血球計數低於4000/立方毫米，但分類計數可正常，或粒細胞輕度降低，患者僅有頭暈、無力等症狀，稱為白血球減少症。發病原因至今不明，常由於某些細菌、病毒、原蟲感染，某些藥物、X光、放射性物質輻射所致，或繼發於其他疾病，如脾功能亢進、再生障礙性貧血、白血病等。本病主要症狀為疲乏無力、頭昏、腳痠、低熱、噁心、睡眠不佳等。

##  指壓療法

### 方法1

（1）取坐位。兩手五指微屈，彼此略分開，指腹著力於頭部，反覆梳擦約2分鐘。

（2）取坐位。兩手中指端著力，分別按揉同側膝關節內側的地機穴各約1分鐘。

（3）取坐位。兩手掌指著力，緊貼腰骶部皮膚，從腰部至骶尾部，用力反覆擦之約3分鐘。

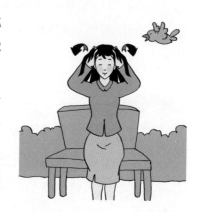

### 方法2

（1）患者仰臥位。施術者立於一側，食、中、無名指螺紋面著力，揉胸骨和胸骨兩側。自上而下反覆施術約2分鐘，手法宜輕柔。

（2）患者仰臥位。施術者立於一側，兩手五指分開，同時著力緊貼於患者兩肋間，從胸骨向兩側腋下分推，先上後下，逐一進行，反覆施術約3分鐘。

（3）患者仰臥位。施術者立於一側，兩手拇指端著力，分別垂直點按兩側膝關節髕骨內上方2寸的血海穴、膝關節外膝眼下3寸的足三里穴，踝關節內踝尖直上3寸三陰交穴各約1分鐘，以感痠脹為宜。

（4）患者仰臥位，髖、膝屈曲。施術者立於一側，兩手掌指著力交替進行，以肚臍為中心，沿順時針方向反覆團摩約7分鐘。手法要輕

快、柔和，深淺適度。

**專家建議**

　　白血球減少症的病程呈慢性發展。指壓治療每日或隔日1次，20次為一療程，每兩個療程間休息1週。指壓治療對放射療法、化學療法和藥物引起的白血球減少症有一定的效果。

# 034 糖尿病指壓妙招

　　糖尿病是由各種致病因數作用於機體，導致胰島功能減退，從而引發的糖、蛋白質、脂肪、水和電解質等一系列代謝紊亂綜合症，臨床上以高血糖為主要特點，典型病例可出現多尿、多飲、多食、消瘦等表現，即「三多一少」症狀。其中Ⅰ型糖尿病多發生於青少年，因胰島素分泌缺乏，必須依賴外源性胰島素補充以維持生命。Ⅱ型糖尿病多見於中老年人，其胰島素的分泌量並不低，甚至還偏高，主要症狀為機體對胰島素不夠敏感，即胰島素抵抗。糖尿病可導致細菌感染、心臟病變、腦血管病變、腎功能衰竭、雙目失明、下肢壞疽等。糖尿病高滲綜合症是糖尿病的嚴重急性併發症，初始階段可表現為多尿、多飲、倦怠乏力、反應遲鈍等，隨著病情急劇發展，出現嗜睡、定向障礙、癲癇樣抽搐、偏癱等症狀，甚至昏迷。

## 指壓療法

### 方法1

（1）取坐位。兩手掌指著力，緊貼腰部，用力向下擦到骶部，如此反覆施術約1分鐘。

（2）取仰臥位。兩手掌著力，分別置於兩側腹部，自上而下直推腹部約3分鐘。

（3）取坐位。兩手拇指端著力，分別按揉對側上肢掌心處勞宮穴、足掌內側公孫穴各約1分鐘。

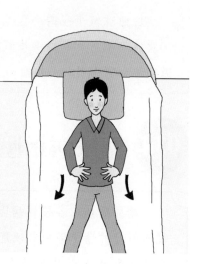

### 方法2

（1）患者仰臥位，髖、膝屈曲。施術者立於一側，兩手掌指交替著力，以肚臍為中心，作順時針或逆時針方向環轉摩動約3分鐘。

（2）患者仰臥位。施術者坐於其頭後，兩手拇指或中指端著力，分別點按頦唇溝之中央凹陷處承漿穴，後髮際正中上7寸處百會穴，兩眉頭內側凹陷處攢竹穴、眉梢與眼外側之間向後1寸凹陷處太陽穴，各約半分鐘。

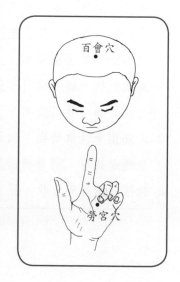

（3）患者仰臥位。施術者坐於其頭後，兩手拇指螺紋面同時著力，分別在前額部縱橫分推1分鐘。然後用小魚際著力，相互配合，分別沿前額、眼周、頰部、鼻唇溝，反覆推摩約2分鐘。

（4）患者仰臥位。施術者兩手拇指端著力，分別按兩側腕關節掌側腕橫紋正中直上2寸處內關穴、手背合谷穴、膝關節外膝眼下3寸處足三里穴、踝關節內踝尖上3寸三陰交穴，各約半分鐘。

（5）患者俯臥位。施術者立於一側，兩手掌指交替著力，邊推邊揉，沿脊柱兩側足太陽膀胱經，從上至下或從下至上反覆施術約5分鐘。

（6）患者俯臥位。施術者兩手食、中指著力，橫抵在患者骶尾骨上，兩手交替沿督脈循行線向前推進至第7頸椎。隨捏隨推，每捏捻3下，上提1下。反覆施術3～5遍。

### 方法3

（1）患者取仰臥位。施術者用右手拇指點揉上脘、中脘、下脘穴3～5分鐘。

（2）緊接上法，施術者再點揉足三里、三陰交、湧泉穴3～5分鐘。

（3）患者取俯臥位。施術者用右手拇指螺紋面點揉胰俞、脾俞、胃俞穴3～5分鐘。

（4）施術者再用雙手多指揉法在脊柱或脊柱兩側反覆施術3～5分鐘。

糖尿病是一種常見的多發病。如果在專科醫師的指導下，正確採用飲食、運動、降血糖藥物在內的綜合療法，進行終生性治療，絕大多數患者可以如正常人一樣生活、工作，頤養天年。糖尿病患者應學會自我保健知識，積極預防各種慢性併發症發生、發展，避免致殘、致死。遵循嚴格控制高血糖、持續治療達到標準的原則，是治療糖尿病的根本保障，不能偏聽、偏信社會上的「密醫」所謂「包醫、根治糖尿病」的謬論。

# 035 癲癇指壓妙招

　　癲癇是大腦神經元突發性異常放電，導致出現短暫性大腦功能障礙的一種慢性疾病。腦腫瘤、腦外傷、腦部炎症、腦動脈硬化、高熱、缺氧等均可引起本病。中醫認為，小兒發病多與先天因素有關。癲癇的發作，主要為風痰氣逆所致。

##  指壓療法

　　（1）拇指指尖用力切按人中穴，每隔10秒鐘放鬆1次。反覆多次，直至患者甦醒為止。此法有醒腦開竅的作用。

　　（2）拇、食指同時揉按雙側風池穴，力道稍重，每隔10秒鐘放鬆1次。反覆揉按

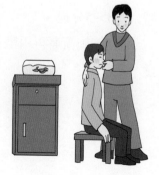

3～5分鐘，直到局部出現痠脹感為止。

（3）拇指指尖用力切按內關穴，每隔10秒鐘放鬆1次。反覆揉按3～5分鐘，直至局部出現痠脹感為止。

（4）拇指指尖用力切按勞宮穴，每隔10秒鐘放鬆1次。反覆切按2～3分鐘，直至局部出現脹痛感為止。

（5）拇指指端置於湧泉穴上，其餘四指置於足背。拇指用重力捏按湧泉穴，每隔20秒鐘放鬆1次。反覆多次，直至患者神志恢復正常為止。

**專家建議**

出現癲癇大發作的先兆時，首先要保護好舌頭，搶在發作之前將纏有紗布的壓板放在患者上、下臼齒之間，以免咬傷舌頭。若發作之前未能放入，待患者強直期張口時再放入，陣攣期不要強行放入，以免傷害患者。發作期使患者平臥，鬆開衣領，頭轉向一側，以利於呼吸道分泌物及嘔吐物排出，以防流入氣管引起嗆咳窒息。有些人看到癲癇患者抽搐時常常採用掐人中的辦法，希望以此來終止患者的發作；然而，患者抽搐是大腦過度放電，一旦發作則不能控制，只能等放電終止，抽搐才能停止。所以遇到抽搐發作，不要去掐人中，這樣對患者毫無益處。有人在陣攣期強制性按壓患者四肢，試圖制止抽搐而減少痛苦，但過分用力可造成骨折和肌肉拉傷，反而會增加患者的痛苦。

# 036 帕金森病指壓妙招

　　帕金森病又稱震顫麻痺，是中老年人最常見的中樞神經系統疾病。主要是因腦細胞發生病理性改變後，多巴胺的合成減少，抑制乙醯膽鹼的功能降低，則乙醯膽鹼的興奮作用相對增強。兩者失衡的結果便出現了「震顫麻痺」。震顫是指頭及四肢顫動、振搖，麻痺是指肢體某一部分或全部肢體不能自主運動。一般在50～65歲開始發病，發病率隨年齡成長而逐漸增加。迄今為止對本病的治療均為對症治療，尚無根治方法。

##  指壓療法

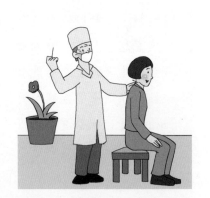

　　（1）患者取仰臥位。施術者用右手拇指指壓印堂、百會穴2～3分鐘。

　　（2）在雙側上肢指壓曲池、手三里、內關、合谷穴，反覆施術3～5分鐘，力道由輕漸重。

　　（3）爾後在雙側下肢指壓血海、陽陵泉、足三里、三陰交、太沖穴3～5分鐘，力道由輕漸重。

　　（4）患者取俯臥位。施術者用多指指壓法沿脊柱或脊柱兩側施術3～5分鐘，力道由輕漸重。

（5）施術者以指壓法在兩側下肢委中、承山、湧泉穴反覆施術3～5分鐘，力道可稍重。

**專家建議**

針刺治療可用於帕金森病，其機制關鍵在於以下幾個方面：①提高了腦內的多巴胺水準，並且有升高基底節區其他單胺類遞質的作用，可能與針刺對基底節殘存神經元的調節作用有關。②清除了神經損傷因素，對帕金森病患者的抗氧化酶活性有提高效應，並能使病理性增高的脂質過氧化反應降低至正常水準。恢復平衡後的自由基清除系統能有效地清除自由基，使機體免受過量活性氧攻擊，減輕腦組織損傷，產生神經保護性治療作用。③減弱震顫肌電位的振幅、頻率，從而有效的改善帕金森病患者的震顫體徵。④改善了病變腦組織的修復條件。針刺無論是提高抗自由基酶活性，還是提高大腦內的血流狀況，均有利於病變組織的修復。

# 037 小兒發熱指壓妙招

發熱是指各種原因引起機體產熱增加或散熱減少，從而使體溫高於正常範圍。高熱是指體溫在39℃以上，是機體對疾病的強烈反應。患者在體溫升高過程中有畏寒、寒顫、面色蒼白、無汗症狀。體溫升高後，皮膚潮紅、灼熱無汗、口渴、呼吸和心跳加快、頭痛，嚴重時出現驚厥甚至昏迷。在體溫下降時大量出汗，

皮膚濕涼，若體溫驟降則可出現虛脫。本病相當於中醫「外感高熱病」、「春溫病」、「暑溫病」的範疇。

小兒最常見的發熱類型為稽留熱。這種類型的發熱，指的是體溫持續於39～40℃左右，24小時內體溫的波動僅在1℃以內，可維持數天或數週之久。上呼吸道感染、急性氣管炎、支氣管炎、肺炎、傷寒、流行性腦脊髓膜炎等疾病的急性期都可能出現這種類型的發熱。由於小兒的神經系統發育不夠健全，大腦內體溫調節中樞對體溫的控制能力較弱，因此容易出現這種類型的發熱。弛張熱的特點是小兒存在的高熱，24小時內體溫的波動達2℃或更多。這種熱型往往見於結核病、敗血症、局部化膿性感染等。另外還有雙峰熱、間歇熱、波狀熱以及回歸熱等多種類型。現今的家長對醫學知識的了解不斷增多，常在小兒發熱初期即使用退熱劑、激素及抗菌藥物等，這使許多種疾病的體溫變化規律大有改變。對於精神狀態良好、情緒穩定的患兒，即使存在發熱也不必緊急退熱，以利觀察體溫變化的趨勢。對於精神狀態差、皮膚出現皮疹或伴有嘔吐、腹瀉的患兒，應及時到醫院就診，確定病況，接受合理的治療。切勿以退熱作為治療疾病的主要手段。

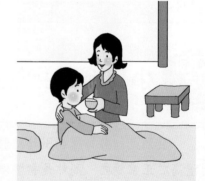

##  指壓療法

### 方法1

　　先用兩拇指指腹從眉間（相當印堂穴）交叉向兩眉內上方（攢竹穴至魚腰穴）推按各50～100下；然後從攢竹穴向上按揉至神庭穴，各20～30次；最後以順時針方向按揉兩太陽穴50～100下。每日2～3次。

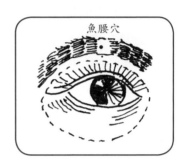

魚腰穴

### 方法2

　　（1）用雙手拇指螺紋面，自小兒眉心交替向上推至前髮際邊緣，約50次。

　　（2）用雙手拇指螺紋面，自小兒眉心沿眉毛向兩旁推至眉梢，約50次。

　　（3）用拇指或中指指端按揉眉梢後太陽穴處，各按揉約50次。

　　（4）用拇指螺紋面著力，自小兒無名指指端推向指節處，約100次。

　　（5）用拇指螺紋面或食、中指螺紋面著力，自小兒腕橫紋橈側端沿前臂推向肘橫紋外側端，約300次。

　　（6）用拇指螺紋面或食、中指螺紋面著力，自小兒肘橫紋內側端沿前臂推向腕橫紋尺側端，約300次。

　　（7）用拇指螺紋面或食、中指螺紋面著力，自小兒腕橫紋中點推向肘橫紋中點，約300次。

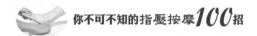

（8）用拇指和中指指端對稱用力，按壓風池穴10～15次。

### 方法3

（1）患者仰臥位。施術者坐位或立位，用右手拇指點壓印堂穴3～5分鐘；再點壓太陽穴3～5分鐘。

（2）緊接上法，點揉鼻翼兩側1～3分鐘。

（3）患者取俯臥位或坐位，再點壓風池、大椎穴1～3分鐘。

（4）自大椎向脊柱下點壓1～3遍。

### 專家建議

　　家庭護理時應讓患兒臥床休息，多飲溫開水，果汁，但不要喝冰水。出現高熱後應積極採取物理降溫。可用冷毛巾敷額頭，用溫水或用白酒（或50％酒精）加水一碗擦浴，水溫控制在30～36℃，主要擦腋下、大腿根部即腹股溝部，但絕不能擦心前區、肚臍周圍。擦浴時要注意保暖。在醫生明確診斷後再用退燒藥物，以免過早退燒而掩蓋病情，耽誤治療。若出現高熱特別是有高熱驚厥史的小兒，家長應先給其服退燒藥。

## 038 小兒支氣管炎指壓妙招

　　小兒支氣管炎是因支氣管受到細菌、病毒感染，或受物理、化學因素刺激以及過敏等引起的炎症，是兒科常見的呼吸道疾患。小兒支氣管炎以咳嗽為主要症狀，肺部聽診可聞及粗糙呼吸

音。白血球分類多無明顯改變，肺部X光片僅見肺紋理增粗或無異常。小兒支氣管炎相當於中醫「小兒咳嗽病」的範疇。

##  指壓療法

**方法1**

（1）拇指指腹輕輕揉按膻中穴2～3分鐘。

（2）拇指指腹用中等力道揉按肺俞穴，每隔10秒鐘放鬆1次，反覆揉按1～2分鐘。

（3）拇指指端用中等力道捏按尺澤穴，每隔10秒鐘放鬆1次，反覆捏按1分鐘。

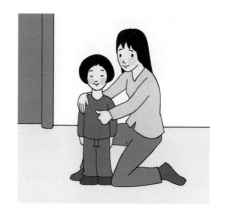

（4）拇、食指指腹同時分別揉按雙側風池穴2～3分鐘。

**方法2**

（1）患兒坐位。施術者一手握住患兒左手拇指，另一手置於患兒拇指螺紋面，從指尖向指根旋推1分鐘。換右手拇指亦然。

（2）患兒坐位。施術者一手握住患兒右手掌，另一手用拇指的外側緣，置於患兒無名指末節螺紋面，從指尖向指根，反覆直推1分鐘。換左手無名指亦然。

（3）患兒坐位。施術者用一手中指端置於其天突穴上，作順時針方向旋轉揉動1分鐘。

（4）患兒坐位。施術者用兩手拇指螺紋面置於天門穴上，同時著

力向上直推1分鐘。

（5）患兒坐位。施術者坐於背後，兩手拇指端著力，分別同時點按兩側第3胸椎棘突下旁開1.5寸處的肺俞穴約1分鐘。

（6）患兒俯臥位，將褲褪下到尾骨下緣，上衣撩起至第7頸椎。施術者立於一側，兩手自然屈曲成空拳，拇指伸張在拳眼上面，食指和中指橫抵在尾骨上，兩手交替沿脊柱向上推進。同時兩手的大拇指將皮膚輕輕提起，隨捏隨推。推至第7頸椎為止，如此反覆3遍，在推捏過程中，每推捏3次，就需上提1次，以脊背皮膚出現微紅為宜。

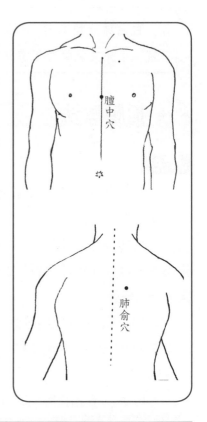

**專家建議**

　　小兒急性支氣管炎常繼發於上呼吸道感染之後，亦常為肺炎的早期症狀。除給患兒多喝水、避免再受涼或吸入寒冷空氣外，抗生素的應用和對症治療至關重要。對待有輕微咳嗽症狀的患兒，一般不主張鎮咳，而最好透過咳嗽使其自然排痰。如果痰液黏稠，可用化痰藥或霧化蒸氣吸收，以利痰液排出。伴有哮喘的患兒可口服氨茶鹼等解痙劑治療，必要時可加用激素。預防的措施關鍵是增強小兒體質，防止受涼，避免吸入冷空氣，預防細菌、病毒感染。

# 039 百日咳指壓妙招

百日咳是小兒時期常見的急性呼吸道傳染病。初期類似上呼吸道感染，繼而出現數週的陣發性、痙攣性咳嗽，咳畢有特殊的「雞鳴」樣吸氣聲或伴有嘔吐。因咳嗽病程較長，可持續3個月以上，故稱「百日咳」。本病一年四季均可發病，尤以冬春兩季為多，各年齡皆可罹患，但以5歲以下幼兒最多。多由百日咳桿菌感染而發病，傳染性較強。本病相當於中醫「頓咳」、「天哮」、「雞咳」、「痙咳」的範疇。多因內蘊伏痰、外感時疫之邪、初染肺衛，而致肺氣鬱閉、肺氣受傷，又與伏痰搏擊，阻遏氣管，肺失肅降而氣上逆，遂發本病。

 ## 指壓療法

方法1

（1）用拇指螺紋面著力，在患兒拇指掌面第1節，自指節直推向指根，約100次。

（2）用拇指螺紋面著力，在患兒無名指螺紋面自指尖直推向指根處。

（3）先用中指的指甲著力，

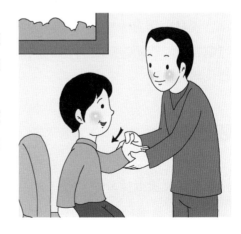

在患兒手掌大、小魚際交接處掐5次，然後用中指端著力揉該處，約50次。

（4）用中指端著力，在患兒胸骨切跡上緣凹窩正中的天突穴處做按揉，約50次。

（5）用拇指或食、中兩指螺紋面著力，自患兒腕橫紋中點，向肘橫紋中點直推，約300次。

（6）用兩拇指螺紋面著力，自患兒胸前膻中穴向兩旁分推至乳頭，約50次。

（7）用雙掌在患兒兩腋下脅肋處，從上至下搓動，做50次。

（8）用拇指或食、中兩指螺紋面自患兒頸後髮際正中直推至大椎穴，約100次。

（9）用中指螺紋面著力，在患兒第7頸椎下的大椎穴做揉法，約30次。

（10）用食、中兩指螺紋面著力，在患兒第3胸椎下兩側旁1.5寸處的肺俞穴同時按揉，約50次。

（11）用食、中兩指螺紋面著力，在患兒第7胸椎下兩側旁1.5寸處的膈俞穴同時按揉，約50次。

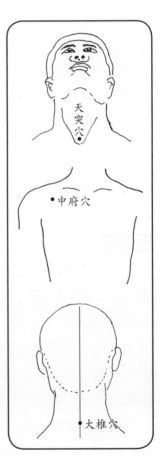

### 方法2

（1）患兒取仰臥位。施術者用雙手在兩側胸部反覆推揉3～5分鐘。

（2）施術者用右手中指或拇指指壓天

突、中府、雲門穴3～5分鐘。

（3）患兒取俯臥位。施術者在患兒背部沿脊柱方向往下，反覆推揉3～5分鐘。

**專家建議**

發現小兒感冒、咳嗽應及時治療。注意保溫，預防受涼，尤其是防止足底受涼。室內要經常開窗透氣。天氣暖和時盡可能多在戶外活動。應到醫院排除其他疾病，千萬別誤診誤治。

## 040 佝僂病指壓妙招

維生素D缺乏性佝僂病，簡稱為佝僂病。在嬰兒期較為常見，是由於維生素D缺乏引起體內鈣磷代謝紊亂，從而使骨骼鈣化不良的一種疾病。佝僂病發病緩慢，不容易引起重視。佝僂病會使小兒抵抗力降低，容易合併肺炎及腹瀉等疾病，影響生長發育，必須積極防治。佝僂病多見於嬰幼兒，特別是3個月以下的新生兒，佝僂病的骨骼改變常在維生素D缺乏一段時間後出現，重症佝僂患者還可能有消化和心肺功能障礙，並可影響行為發育和免疫功能。

## 指壓療法

### 方法1

（1）患兒仰臥位。施術者先用雙手在雙側胸部反覆推揉3～5分鐘。

（2）緊接上法，施術者用右手在腹部反覆推揉3～5分鐘。

（3）施術者用拇指在足三里、三陰交穴反覆指壓3～5分鐘。

（4）患兒俯臥位。施術者用右手掌根或手指，在患兒背部和脊柱反覆施術3～5分鐘。

### 方法2

（1）用拇指螺紋面著力，在患兒拇指螺紋面做旋推，約300次。

（2）用拇指螺紋面著力，在患兒小指螺紋面進行旋推，約300次。

（3）用拇指偏鋒或中指指端著力，按揉患兒手背無名指和小指掌指關節後陷處，約50次。

（4）用食、中指指端著力，按揉患兒手掌大、小魚際交接處凹陷處，約50次。

（5）用拇指螺紋面或食、中指螺紋面著力，自患兒腕橫紋橈側端沿前臂推向肘橫紋外側端，推300次。

（6）用手掌大魚際、掌根部或手指螺

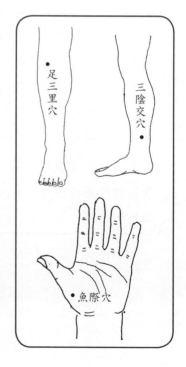

足三里穴　三陰交穴

魚際穴

紋面在患兒臍正中直上4寸中脘穴做輕柔緩
和揉動，約5分鐘。

（7）用手掌掌面或食、中、無名指指
面在患兒小腹部做環形的有節律的撫摩，
約5分鐘。

（8）用拇、食、中三指捏拿患兒長強
至大椎的肌膚，自下而上雙手交替捻動向
前推行，並可用力提拿，約5遍。

（9）用手掌面、魚際或食、中、無名
指指面著力，在患兒腰骶部八髎穴進行直
線來回摩擦，以擦熱為準。

（10）用拇指螺紋面著力，按揉患兒
外膝眼下足三里、三陰交穴，各按揉100次。

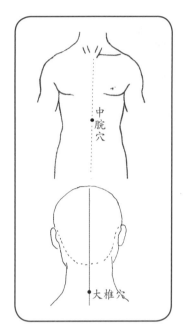

中脘穴

大椎穴

**專家建議**

　　日光浴可以促進血液循環和新陳代謝、殺菌和增強抵抗力，
並能預防佝僂病。剛開始做日光浴時，可以先曬曬患兒的臉和手
腳，等四、五天後把褲腿捲起來曬到膝蓋；再過四、五天就可以
曬到大腿。按這種順序，每過四、五天多裸露一點，依次為腹部
→胸部→背部→全身。每次日光浴的時間從2分鐘開始，每隔一兩
天可增加1分鐘。經過一個月的過渡期，延長至20分鐘左右。

# 041 小兒驚風指壓妙招

驚風是小兒常見的一種急重病症，以抽搐、昏迷為主要特徵，又稱「驚厥」，俗名「抽風」。一般以1～5歲的小兒最多見，年齡越小，發病率越高。其病情往往比較凶險，變化迅速，威脅小兒生命。古代醫家認為驚風是一種惡候。驚風的症狀可歸納為八候，即搐、搦、顫、掣、反、引、竄、視。八候的出現，表示驚風已在發作，但驚風發作時，不一定八候全部出現。凡起病急暴，屬陽屬實者，統稱急驚風；凡病勢緩慢，屬陰屬虛者，統稱慢驚風。

現代醫學稱本病為小兒驚厥。其中伴有發熱者，多為感染性疾病所致。顱內感染性疾病常見有腦膜炎、腦膿腫、腦炎、腦寄生蟲病等；顱外感染性疾病常見有高熱驚厥、各種嚴重感染（如中毒性菌痢、中毒性肺炎、敗血症等）。

 ## 指壓療法

方法1

（1）中指指尖用中等力道切按患兒人中穴，每隔10秒鐘放鬆1次。反覆切按數分鐘，直至抽搐緩解為止。

（2）拇指指尖用中等力道切按患兒中沖穴，每隔10秒鐘放鬆1次。反覆切按1～2分鐘。

（3）拇指指端用中等力道捏按患兒勞宮穴，每隔10秒鐘放鬆1

次。反覆捏按1～2分鐘。

（4）拇指指端用中等力道揉按患兒陽陵泉穴，每隔10秒鐘放鬆1次。反覆揉按1～2分鐘。

（5）拇指指尖置於患兒太沖穴上，食指指尖置於湧泉穴上，兩指用中等力道對捏，每隔10秒鐘放鬆1次。反覆捏按1～2分鐘。

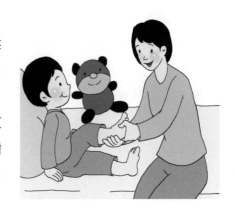

### 方法2

施術者一手拇指叩掐患兒人中穴，另一手食指或拇指同時點壓印堂穴30～60下，無顯效者加叩掐雙側少商、商陽穴。必要時可重掐1次。

### 方法3

施術者一手叩掐患兒人中穴，另一手拇指、食指同時扣掐一側耳尖穴30～60下，然後按食指、中指、無名指、小指的順序，每指自根節到末節扣掐，每節3～5下。

### 方法3

施術者兩拇指分別扣掐患兒同側的合谷穴和太沖穴30～60下，左右交替扣掐。

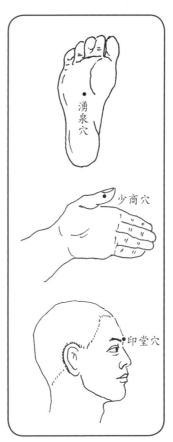

專家建議

　　平時應加強體能鍛鍊,提高抗病能力。避免時邪感染。注意飲食衛生,不吃腐敗及變質的食物。按時預防接種,避免跌倒驚駭。有高熱驚厥史的患兒,在外感發熱初起時要及時降溫,服用止痙攣的藥物。抽搐時切勿用力強行制止,以免扭傷、骨折。將患兒頭部歪向一側,防止嘔吐物吸入。將壓舌板以紗布包裹後,放在上下牙齒之間,防止咬傷舌體。此外,要保持安靜,避免刺激,密切注意病情變化,及時送醫院治療。

## 042 小兒消化不良指壓妙招

　　小兒消化不良又稱小兒泄瀉,以2歲以下的小兒最多見,大多在夏、秋二季發病。小兒脾胃發育尚未完善,消化機能較弱。凡餵養不當、饑飽無度、飲食生冷或不潔、細菌或病毒感染、外感風寒、過熱或過涼等,均可導致脾胃失調,引起腹瀉。本病主要症狀為腹瀉,大便次數增多,呈稀糊狀水樣,或呈蛋花狀,黃綠色,混有少量黏液及白或黃色。嚴重者可致水瀉噴濺,每日大便多次,甚則噁心、嘔吐、食欲不振、發熱、哭鬧不安、精神倦怠、神志迷糊等。

##  指壓療法

**方法1**

（1）患兒仰臥位。施術者一手固定患兒手腕部，另一手拇指螺紋面置於患兒兩手掌大魚際赤白肉際相接處，揉摩1分鐘。

（2）患兒仰臥位。施術者一手固定患兒食指，另一手拇指螺紋面置於患兒兩手食指橈側緣，從食指尖向指根直推1分鐘。

（3）患兒仰臥位。施術者坐於一側，一手食指、中指、無名指和小指的螺紋面或掌根置於患兒腹部，以肚臍為中心，做有節律、輕柔緩和之順時針方向撫摩3分鐘。

（4）患兒俯臥位。施術者一手扶住患兒臀部，另一手中指螺紋面置於患兒尾椎骨端，揉1分鐘。

（5）患兒俯臥位，褲褪下到尾骨下緣，上衣撩起。施術者兩手指自然屈曲，食指和中指橫抵在患兒尾骨上，兩拇指與食指合作，兩手交替沿脊柱向上推進，隨捏隨推至第7頸椎為止，如此反覆3遍。在推捏過程中，每推捏3次，就須輕輕上提1次，以背脊皮膚出現微紅為宜。

**方法2**

（1）用拇指的指甲著力，在患兒掌面食、中、無名、小指等四指第1指間關節橫紋處作掐法，各掐5次。

（2）用拇指螺紋面著力，在患兒大魚際處作揉法，約50次。

（3）用手掌掌面或食、中、無名指指面著力，在患兒腹部做環形節律性的撫摩，約5分鐘。

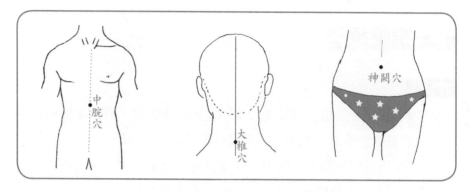

（4）用拇、食、中三指相對用力，捏拿患兒長強至大椎的肌膚，自下而上雙手交替捻動向前推行，並可用力提拿，約5遍。

（5）用拇指端在患兒外膝眼下3寸處的足三里穴按揉，約50次。

### 方法3

（1）患兒可仰臥在治療床上，施術者用右手拇指或中指揉中脘、神闕穴1～3分鐘。

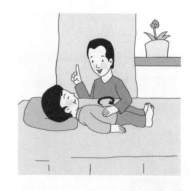

（2）緊接著用指壓足三里、三陰交穴1～3分鐘，力道稍重。

（3）再將患兒俯臥，施術者用食指、中指揉脊柱或脊柱兩側3～5分鐘。

### 方法4

（1）用拇指螺紋面著力，自患兒拇指尖直推向指節處，約100次。

（2）用拇指螺紋面著力，在患兒拇指掌面第1節，自指間關節直推向指根，約100次。

（3）用拇指橈側緣，在患兒食指橈側緣，自指根直推向指中，約100次。

（4）用雙手拇指指螺紋面著力，沿患兒肋弓角邊緣向兩旁分推，約200次。

（5）用手掌大魚際、掌根部或中指螺紋面，在患兒肚臍上4寸處的中脘穴做輕柔緩和的揉動，約300次。

**專家建議**

指壓對輕型消化不良療效較好，一般每日指壓1次，經3次治療，症狀就能逐漸減輕或消除。如有重型消化不良，必須及時到醫院檢查。同時應用藥物治療，可縮短病程。患兒飲食要定時定量，注意飲食衛生，勿使腹部受涼。

# 043 小兒腹瀉指壓妙招

腹瀉是兒童常見的腸道疾病，多見於2歲以下的嬰幼兒。臨床表現為大便次數增多，排出如蛋花水樣或稀薄不成形的糞便，帶有少許黏液及不消化的食物。本病致病因素多與細菌、病毒有關。如能確定其病原微生物為細菌或病毒，即可稱為某細菌性或某病毒性腸炎，如病原體不能確定，或由飲食不當、乳酸不耐受引起的，則統稱為小兒腹瀉。本病相當於中醫「泄瀉」的範疇，多因外受風寒暑濕居多，或內傷飲食、損傷脾胃所致。指壓按摩可以有效治療本病。

## 指壓療法

### 方法1

施術者以兩拇指、食指配合，同時按揉患兒勞宮穴。然後扣掐各手指關節，每節5～7下。一般第一天治療2次，以後每日1次。

### 方法2

囑患兒仰臥，施術者先以手掌面按揉患兒腹部200～300下；再以中指、拇指腹按揉神闕穴和止瀉穴50～100下。然後患兒改俯臥，施術者用拇指腹從尾骨端（長強穴）沿脊正中線按揉至第4腰椎棘突下（腰陽關穴）反覆50～100遍；最後以指端分別點壓長強穴、腰陽關穴各100下。每日1～2次。

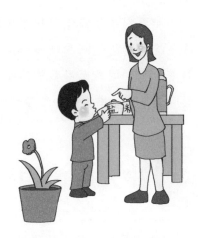

### 方法3

（1）拇、食指指腹同時分別輕輕揉按患兒雙側天樞穴3～5分鐘。

（2）拇指指端用中等力道捏按患兒合谷穴，每隔10秒鐘放鬆1次，反覆捏按1～2分鐘。

（3）中指指端用中等力道揉按患兒足三里穴，每隔10秒鐘放鬆1次，反覆揉按2～3分鐘。

（4）拇指指腹用中等力道揉按患兒脾俞穴，每隔20秒鐘放鬆1

次，反覆揉按3～5分鐘。

### 方法4

（1）患兒仰臥位。施術者用右手四指併攏，順時針摩腹3～5分鐘。

（2）緊接上法，施術者用右手拇指指壓神闕、足三里、三陰交穴3～5分鐘。

（3）患兒俯臥位。施術者用右手拇指指壓龜尾穴1～3分鐘。

（4）緊接上法，施術者用捏脊法，自下而上反覆施術3～5遍。

### 專家建議

腹瀉一開始時，多為輕度脫水。只要在醫生的指導下，完全可在家裡進行治療。這樣既及時又方便，還能減少很多不必要的麻煩。首先要判斷患兒是否是輕度脫水。輕度脫水有口渴感，口唇稍乾，尿比平時要少，顏色發黃，並且表現出煩躁、愛哭。可從以下補液方法中選擇一種：①用自製的糖鹽水補液，即在5000CC的溫開水中加入1.75克食鹽和10克白糖，1.75克食鹽相當於啤酒瓶蓋的一半，10克白糖相當於2小勺。②用自製的米湯加鹽液體補液，即在500CC溫開水中加入1.75克的食鹽。③用醫生給予的ORS（口服補液鹽）補液，ORS補液鹽是已配好的乾粉，使用時按說明書配成液體即可。一旦患兒出現眼瞼浮腫，表明補液有些過量，應暫時改喝白開水或母乳。

傳統的腹瀉治療方法，主張讓患兒禁食一段時間。然而，這樣有礙於身體的營養補充，容易發生營養不良。現在主張不要讓

腹瀉患兒禁食，但需遵循少量多餐的原則，每日至少進食6次。母乳餵養的患兒繼續吃母乳，但母親的飲食含脂量要低些，否則會使腹瀉加重。6個月以內人工餵養的患兒，可按平時的分量喝奶；6個月以上已經添加斷乳食品的患兒，可進食一些易消化的食物，如稀粥、軟麵條、魚肉末、蔬菜泥、新鮮水果汁或香蕉泥，直至腹瀉停止後2週恢復正常飲食。

# 044 小兒營養不良指壓妙招

　　小兒營養不良表現為進行性消瘦，面黃髮枯、食欲缺乏、嗜食異物、甚則腹部脹大如箕、全身虛弱、青筋曝露、生長發育緩慢等，是小兒常見的一種慢性消化性疾病。各年齡段均可患病，尤以1～5歲小兒較多。中醫稱本病為小兒疳積，以面色萎黃、精神萎靡、食欲缺乏、腹大臍突、青筋曝露、毛髮枯燥、大便不成形、形體消瘦、發育遲緩為臨床特徵。中醫認為，小兒營養不良多因稟賦較弱，餵養不當，飲食不節，恣食肥甘，損傷脾胃所致。本病若得不到及時治療，可造成抵抗力低下，容易患各種傳染性疾病。

 指壓療法

方法1

　　（1）患兒仰臥位。施術者一手握住患兒腕關節，另一手拇指分別

置於兩上肢的拇指橈側緣，從指尖向指根直推約2分鐘。

（2）患兒仰臥位。施術者一手握住患兒前臂，另一手拇指螺紋面置於患兒前臂橈側緣，從腕關節向肘關節直推約2分鐘。

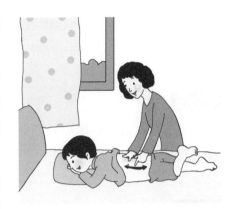

（3）患兒仰臥位。施術者坐於一側，一手食指、中指、無名指和小指置於患兒腹部，以肚臍為中心，做有節律、輕柔、緩和之順時針方向撫摩約2分鐘；做逆時針方向撫摩約2分鐘。

（4）患兒仰臥位。施術者一手握住患兒小腿部，另一手拇指端置於膝關節外膝眼下3寸處足三里穴，做旋轉按揉約1分鐘。

（5）患兒俯臥位，將患兒褲褪下到尾骨下緣，上衣撩起。施術者兩手指自然屈曲，食指和中指橫抵在患兒尾骨上，兩拇指與食指合作，兩手交替沿脊柱向上推進，隨捏隨推至第7頸椎為止，如此反覆3遍。在推捏過程中，每推捏3次就需輕輕上提1次，以背脊皮膚出現微紅為宜。

**方法2**

（1）患兒俯臥位。施術者兩手拇指和食指配合，即把雙手的中指、無名指、小指握成半拳狀，食指半屈，拇指伸直，拇指腹對準食指的第二指關節一側，並保持一定的距離，沿患兒脊中線自長強穴至大椎穴，邊提捏皮膚邊推進3～5遍。如患兒過於瘦弱或不予配合，可改用拇指橈側面循脊柱按揉推進的方法。

（2）施術者兩手拇指腹沿脊旁，即自白環俞穴至大杼穴，邊按揉邊推進3～5遍。最後雙手分別按揉足三里穴100下。

方法3

施術者以拇指掐壓患兒四縫穴，每節3～5下，再分別按壓足三里穴100下，每日1～2次。

方法4

（1）拇指指腹輕輕揉按患兒中脘穴1～2分鐘。

（2）脾俞、關元穴的治療方法與中脘穴相同。

（3）拇指指腹用較輕力道揉按患兒足三里穴，每隔20秒鐘放鬆1次，反覆揉按1～2分鐘。

（4）血海穴的治療方法與足三里穴相同。

（5）中指指端用中等力道揉按患兒三陰交穴，每隔10秒鐘放鬆1次，反覆揉按1～2分鐘。

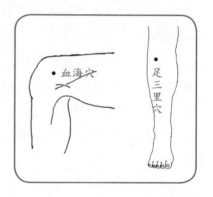

方法5

（1）患者取仰臥位。施術者手指併攏，摩腹3～5分鐘。

（2）緊接上法，施術者指壓患兒足三里、三陰交等穴。

（3）施術者囑患兒俯臥位，用右手食、中兩指自上而下抹脊3～5遍。

（4）施術者用捏脊法，自下而上捏脊3～5遍。

**專家建議**

　　小兒面黃肌瘦，煩躁愛哭，睡眠不安，食欲不振或嘔吐酸餿乳食，腹部脹實或時有疼痛，小便短黃或如米泔，大便酸臭或溏薄，此為乳食積滯的實證。治療應用消乳消食、導滯和中之法。中成藥可用化食丸、消乳丸等。

# 045 小兒厭食症指壓妙招

　　厭食是小兒常見病症，主要的症狀有嘔吐、食欲不振、腹瀉、便祕、腹脹、腹痛和便血等。本病相當於中醫「納呆」的範疇。中醫認為，小兒厭食症多由於脾胃功能失調、脾胃虛弱或肝鬱氣滯、脾失運化、胃不納食等引起。日久則容易導致氣血耗損、後天虧虛，易患其他病症。

 指壓療法

**方法1**

（1）中指指腹輕輕揉按患兒中脘穴2～3分鐘。

（2）拇指指腹用中等力道揉按患兒脾俞穴，每隔20秒鐘放鬆1次，反覆揉按1～2分鐘。

（3）拇、食指指腹同時分別用較輕力道揉按患兒雙側天樞穴，每

隔20秒鐘放鬆1次，反覆揉按1～2分鐘。

（4）中指指端用中等力道揉按患兒足三里穴，每隔10秒鐘放鬆1次，反覆揉按1～2分鐘。

（5）拇指指尖用中等力道切按患兒公孫穴，每隔10秒鐘放鬆1次，反覆切按1～2分鐘。

（1）患兒取仰臥位，施術者先用掌揉法在患兒腹部自上而下施術3～5分鐘。

（2）緊接上法，施術者用拇指指壓患兒上、中、下三脘，反覆施術3～5分鐘。

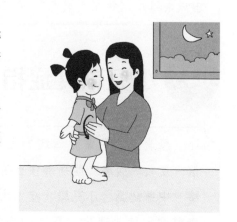

（3）患者俯臥位，施術者用雙手捏脊3～5遍，自下而上。

（4）緊接上法，施術者再用雙手食、中指併攏，自上而下抹脊3～5遍。

**方法3**

（1）用拇指螺紋面著力，在患兒拇指螺紋面做旋推，約300次。

（2）用手掌掌面或食、中、無名指指面著力，在患兒腹部做環形有節律的撫摩，約5分鐘。

（3）用手掌大魚際、掌根部或食、中指螺紋面著力，在患兒肚臍正中直上4寸處的中脘穴，做輕柔緩和的揉動，約300次。

（4）用拇指指端在患兒外膝眼下3寸足三里穴按揉，約50次。

（5）用拇指與食、中兩指相對用力，捏拿患兒長強至大椎的肌膚，自下而上雙手交替捻動向前推行，並可用力提拿，約5遍。

**方法4**

（1）用拇指螺紋面著力，在患兒拇指螺紋面，自指尖向指節處直推，約100次。

（2）用拇指螺紋面著力，在患兒大魚際處做揉法，約50次。

（3）用拇指或食、中兩指螺紋面著力，自患兒腕橫紋中點沿前臂向肘橫紋中點直推，約300次。

（4）用雙手拇指螺紋面著力，在患兒背部第11胸椎下兩側旁1.5寸處脾俞穴做按法，約100次。

（5）用雙手拇指螺紋面著力，在患兒背部第i2胸椎下兩側旁1，5寸處胃俞穴做按法，約100次。

**方法5**

（1）用拇指或食、中兩指螺紋面著力，自患兒腕橫紋的橈側緣沿前臂向肘橫紋內側端直推，約300次。

（2）用中指螺紋面著力，在患兒掌背第3、4掌骨間凹陷處揉動，約50次。

（3）用雙手拇指螺紋面著力，在患兒背部第11胸椎下兩側旁開1.5寸處的脾俞穴做揉法，約50次。

（4）用雙手拇指螺紋面著力，在患兒背部第12胸椎下旁開1.5寸處胃俞穴做揉法，約50次。

專家建議

當小兒發生厭食時，首先要注意是否有器質性疾病，如常見的肝炎、胃竇炎、十二指腸球部潰瘍等。另外，小兒長期挑食、偏食會引起體內微量元素的缺乏。特別是微量元素鋅的缺乏會造成味覺減退，從而引起食欲低下或消退。長期使用某些藥物也可引起小兒食欲減退。在排除以上因素後，引起小兒厭食的原因往往是長期的不良生活習慣。特別是家長對子女過分溺愛，小兒飲食無節制，喜歡吃零食，擾亂了消化、吸收固有的規律，也可使食欲降低。另外，小兒食欲與精神狀態密切相關，小兒在進餐時不應責罵或訓斥。在注意以上幾點後，再適當服用一些助消化的藥物，對提高小兒的食欲會有較好的療效。

## 046 小兒嘔吐指壓妙招

嘔吐是小兒常見的症狀，可見於多種疾病。嘔吐是由於食道、胃或腸道呈逆蠕動，並伴有腹肌強力痙攣性收縮，迫使食道或胃內容物從口、鼻腔湧出，嚴重嘔吐甚至使患兒呈呼吸暫停的窒息狀態。嘔吐原因大致有三種：一是餵養不當或吞嚥大量空氣所致；二是消化不良、胃腸道炎症所致；三是中樞神經系統疾病、急性傳染病、高熱性疾病所致。

## 指壓療法

### 方法1

（1）患兒坐位。施術者一手握住患兒左手，另一手置於其拇指末節螺紋面或拇指外側緣，自指尖向指根方向直推，反覆施術約1分鐘。然後換右手，方法亦然。

（2）患兒坐位。施術者一手握住患兒右手，另一手置於其手掌大魚際處，做順時針方向揉摩約1分鐘。然後換左手亦然。

（3）患兒坐位。施術者一手握住患兒左手，另一手置於其食指橈側緣，自指根向指尖直推，反覆施術約1分鐘。然後換右手亦然。

（4）患兒仰臥位。施術者一手扶住患兒腹側，另一手置腹部肚臍正中直上四橫指（指小兒自身的四橫指）處，做順時針方向旋轉摩動約2分鐘。

（5）患兒俯臥位，褲褪下到尾骨下緣，上衣撩起。施術者兩手指自然屈曲，食指和中指橫抵在患兒尾骨上，兩拇指與食指合力，沿脊柱向上推進，隨捏隨推至第7頸椎為止，如此反覆3遍。在推捏過程中，每推捏3次就需輕輕上提1次，以背脊皮膚出現微紅為宜。

### 方法2

（1）患兒取仰臥位，施術者先用四指併攏。順時針方向摩推腹部3～5分鐘。

（2）緊接上法，指壓氣海、關元、中極穴3～5分鐘。

（3）指壓內、外勞宮及內關穴3～5分鐘。

（4）患兒俯臥位，施術者自下而上捏脊3～5遍和自上而下抹脊3～5遍。

### 方法3

（1）用食、中兩指指端著力，在患兒背部第12胸椎下旁開1.5寸處的胃俞穴揉動，約100次。

（2）用拇指橈側緣著力，自患兒大魚際的掌根處直推向拇指指根，約100次。

（3）用食、中兩指螺紋面著力，自患兒喉往下推至肚臍正中直上4寸處中脘穴，約300次。

（4）用中指指端著力，在患兒中脘穴處揉動，約50次。

（5）用手掌掌面或食、中、無名指指面著力，在患兒的腹部做環形的有節律的輕摩，約5分鐘。

（6）用拇指端著力，在患兒外膝眼下3寸足三里穴按揉，約50次。

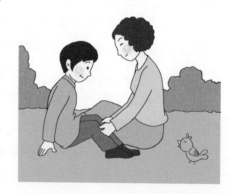

### 專家建議

非器質性病變引起的嘔吐，只要加強護理，就可減少嘔吐的再次發生。

神經性嘔吐患兒要加強運動鍛鍊，增強體質，切忌暴飲暴食。盡量保持身心安靜，進食時不要過於勉強。一定不要給患兒

增加任何壓力，否則會加重嘔吐。患兒應合理安排生活，包括飲食制度、增加睡眠時間。周遭人不要過分注意患兒的嘔吐症狀，應避免在患兒面前表現得緊張和憂慮，以提高其治療的信心。同時保持環境清潔，嘔吐物及時處理，污染的衣服、床單、被子及時更換，以免繼續刺激患兒。嘔吐時，應守護在其身邊，給予精神安慰；嘔吐後及時幫助其漱口。勤給患兒洗澡，清除因嘔吐留在身體上的異味。

# 047 小兒遺尿指壓妙招

遺尿是指小兒不自覺地排尿。睡中自出者，俗稱尿床。常見於3歲以上的小兒。3歲以下小兒發育尚未健全，排尿的正常習慣還未養成，或因白天嬉戲過度、夜間偶爾尿床者，則不屬病態。中醫認為，本病是由小兒腎氣不足，下元虛冷，不能溫養膀胱；或久病肺脾氣虛，不能通調水道，膀胱制約無權；或肝經濕熱，進而影響膀胱，致使疏泄失常所致。也可由小兒不良習慣等引起。本病亦可見於神經性膀胱功能障礙、先天性大腦發育不全、泌尿道炎症等疾病。

##  指壓療法

方法1

（1）患兒仰臥位。施術者坐於一側，一手中指端著力，按揉患

兒臍下1.5寸處的氣海穴，肚臍下3寸處的關元穴，肚臍下4寸處的中極穴，每穴約1分鐘。

（2）患兒仰臥位。施術者一手握住患兒踝關節，另一手拇指端著力，按揉患兒兩踝關節的內踝尖直上3寸處的三陰交穴約1分鐘。

（3）患兒俯臥位。施術者坐於一側，兩手拇指端同時著力，分別按揉患兒第3胸椎棘突下旁開1.5寸處的肺俞穴，第11胸椎棘突下旁開1.5寸處的脾俞穴，第2腰椎棘突下旁開1.5寸處的腎俞穴，第2骶椎棘突下旁開1.5寸處的膀胱俞穴，每穴約1分鐘。

（4）患兒俯臥位。施術者一手固定患兒，另一手拇指螺紋面置於第4腰椎至尾椎骨端上，自上向下或自下向上直推約1分鐘，以局部皮膚微紅，有溫熱感為宜。

（5）患兒坐位。施術者一手固定患兒右手小指，另一手拇指置於患兒小指螺紋面，從指尖稍偏尺側至指根直推約1分鐘。然後換左手亦然。

### 方法2

（1）施術者先用拇指指腹蘸點黃酒或蔥汁、薑汁，直接按揉患兒左拇指腹螺紋面100下，或沿患兒拇指橈側，由指尖向指根按推100下，然後如法按揉同側的小指腹螺紋面或小指橈側緣。

（2）患者仰臥位，施術者用蘸有藥汁的拇指腹或一掌根置於關元穴，自左而右按壓輕揉100下，勿滑動。

（3）用拇指依次按壓患兒三陰交、百會穴各15～30下。每日1次，睡前3～4小時進行為宜。

**方法3**

（1）拇、食兩指指端同時揉按患兒中極、關元穴1～2分鐘。

（2）食指指端輕輕揉按患兒內關穴，每隔10秒鐘放鬆1次，反覆揉按1～2分鐘。

（3）中指指端用中等力道揉按患兒陰陵泉穴，每隔10秒鐘放鬆1次，反覆揉按1～2分鐘。

（4）拇指指尖用中等力道切按患兒太沖穴，每隔10秒鐘放鬆1次，反覆切按1～2分鐘。

**方法4**

（1）患兒取仰臥位，施術者先用右手或雙手摩揉小腹部3～5分鐘。

（2）緊接上法，施術者用右手拇指指壓患兒氣海、關元、中極、湧泉穴3～5分鐘，力道不宜過重。

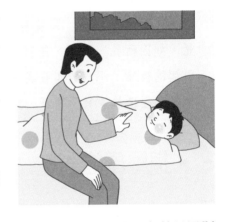

（3）患兒取俯臥位，在脊柱兩側自上而下捏脊3～5遍。

（4）施術者用雙手拇指在脊柱部進行揉脊3～5分鐘。尤其是尾骶部要重點揉捏。

**專家建議**

要使小兒養成良好的作息和衛生習慣。掌握尿床時間和規律，夜間用鬧鐘喚醒患兒起床排尿1～2次。白天避免過度興奮或

劇烈運動，以防夜間睡眠過深。逐漸改善患兒害羞、焦慮、恐懼及畏縮等情緒或行為，照顧到患兒的自尊心，多勸慰鼓勵，少斥責、懲罰，減輕他們的心理負擔，這是治療成功的關鍵。晚飯後避免飲水，睡覺前排空膀胱內的尿液，可減少尿床的次數。

# 048 小兒夜啼指壓妙招

小兒夜啼是指1歲以內的嬰兒入夜啼哭，間歇發作或持續不已，甚至通宵達旦；或每夜定時啼哭、白天如常的疾病。民間俗稱「夜啼郎」或「哭夜郎」。小兒夜啼常見於6個月以內的嬰兒。如因斷乳、饑餓、尿布潮濕、室溫過高或過低、被子過厚等引起的夜啼，不屬於本症範疇。中醫認為，小兒夜啼多因脾臟虛寒、心經積熱、突受驚嚇、乳食積滯所致。

 ## 指壓療法

### 方法1

（1）患兒坐位。施術者一手握住患兒左手，另一手用推法，自患兒中指掌面末節指紋起向指尖推，反覆施術約1分鐘。然後換右手中指，方法亦然。

（2）患兒坐位。施術者一手握住患兒左手，另一手用揉法。在患兒掌根、大小魚際交結之中點，反覆施術約2分鐘。然後換右手，方法亦然。

（3）患兒仰臥位。施術者一手握住患兒右手，另一手用推法，在患兒前臂橈側自腕橫紋至肘橫紋直推，反覆施術約1分鐘。然後換左手亦然。

（4）患兒仰臥位。施術者坐於一側，一手食指、中指、無名指和小指螺紋面置於患兒腹部，以肚臍為中心，做有節律、輕柔、緩和之順時針方向撫摩約2分鐘。

（5）患兒坐位。施術者一手握住患兒左手，另一手置於患兒拇指螺紋面上做旋轉推法，反覆施術約1分鐘。然後換右手，方法亦然。

（6）患兒坐位。施術者一手握住患兒右手，另一手用拇指點按患兒手掌後腕橫紋中點處約半分鐘；然後換左手亦然。

### 方法2

施術者於患兒臨睡時，用拇指掐壓其大陵穴5～10下，每日1次。

### 方法3

施術者於患兒臨睡時，用兩手拇指同時按揉患兒一側小天星穴和另一側勞宮穴100下，如法再扣掐中沖穴3～5下。每日1次。

### 方法4

（1）中指指端輕輕揉按患兒內關穴，每隔10秒鐘放鬆1次，反覆揉按1～2分鐘。

（2）拇指指端置於患兒太沖穴上，食指指端置於湧泉穴上，兩指輕輕捏按，每隔10秒鐘放鬆1次，反覆捏按1～2分鐘。

（3）中指指端輕輕揉按患兒三陰交穴，每隔10秒鐘放鬆1次，反覆揉按1～2分鐘。

方法5

（1）患兒取仰臥位，施術者用手指併攏，在其腹部反覆施術3～5分鐘。

（2）先指壓神闕穴，再指壓足三里、三陰交穴3～5分鐘。

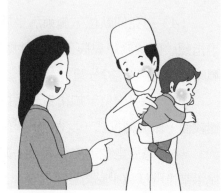

（3）施術者用食、中指螺紋面著力於脊柱兩側，反覆指壓脊柱3～5分鐘。

（4）緊接上法，施術者用捏脊法反覆捏脊3～5遍。

### 專家建議

　　當感受到饑餓、寒冷、悶熱、疼痛等感覺時，小兒都會以哭的方式求救於父母。哭能運動全身的肌肉，促進肺臟和呼吸肌的發育，增大肺活量，適當的哭是有利於小兒健康的。按小兒一般的生活規律，白天哭的次數比晚上要多。有的小兒夜間啼哭而白天睡覺，民間稱這種小兒為「夜啼郎」，其主要原因是出生後對周圍的環境還不適應，將晝夜顛倒了。做父母的平時要注意培養小兒的正常生活習慣，定時餵奶，減少夜間餵奶的次數，以糾正夜啼的不良習慣。除此之外，有些因素也能造成小兒夜哭，如被褥太薄感到寒冷或太厚感到過熱、拉屎撒尿、蚊蟲叮咬、白天過於興奮或受到驚嚇等，做父母的應注意觀察，尋找小兒夜哭的原因。若由疾病所致，應去醫院檢查治療；若出於生活安排不妥的原因，就應根據實際情況合理調整小兒的生活規律。

# 049 脊髓灰質炎指壓妙招

脊髓灰質炎俗稱小兒麻痺症，是一種急性傳染病，由病毒侵入血液循環系統引起，部分病毒可侵入神經系統。患者多為1～6歲小兒，主要症狀是發熱、全身不適，嚴重時肢體疼痛，發生癱瘓。由於脊髓前角運動神經元受損，與之有關的肌肉失去了神經的調節作用而發生萎縮，同時皮下脂肪、肌腱及骨骼也發生萎縮，使整個機體變細。中醫認為，本病的發生，多因風濕熱等疫毒之邪由口鼻而入，侵犯肺胃，流注經絡所致。

 指壓療法

方法1

（1）患兒仰臥位。施術者立於一側，兩手拇指端交替著力，分別按揉患側肩部肩髃穴、肘關節曲池穴、手背側拇指和食指掌骨之中點合谷穴、大腿外側中間膕橫紋水平線上7寸處風市穴、膝關節外膝眼下3寸足三里穴、踝關節前橫紋中央解溪穴，每穴各1分鐘。

（2）患兒仰臥位。施術者立於一側，兩手掌指交替著力，一手扶住患肢遠端，另一手揉捏患部，從肩關節經肘關節、腕關節至指端；或從髖關節經膝關節、踝關節至趾端，反覆施術約3分鐘。

（3）患兒側臥位。施術者立於一側，一手扶住患肢，另一手拿捏患部外側，從肩關節至腕關節，或從髖關節至踝關節，反覆施術約2分鐘。

（4）患兒俯臥位。施術者立於一側，一手扶住患側，另一手中指端著力點按承扶穴、膕窩膕橫紋中央委中穴、踝關節外踝尖與跟腱連線中點崑崙穴，每穴各約1分鐘。

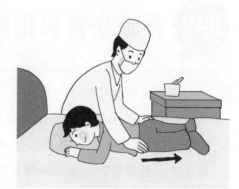

（5）患兒俯臥位。施術者立於一側，用拇指或掌根著力，邊推邊揉，沿足太陽膀胱經，經背部、腰部、臀部和大腿後側及小腿外側，反覆施術約5分鐘。

（6）患兒俯臥位。施術者兩手食、中指橫抵在骶尾骨上，兩手交替沿督脈循行線向前推進，每捏捻3下，就需上提1下，直至第7頸椎為止，反覆施術3～5遍。

### 方法2

（1）用雙手拇指螺紋面自患兒眉心交替向上，推至前髮際邊緣，約50次。

（2）用雙手拇指螺紋面自患兒眉心沿眉毛向兩旁推至眉梢，約50次。

（3）用拇指橈側緣或食、中指螺紋面在患兒眉梢後的太陽穴，自前向後直推，約100次。

（4）用拇指指端用力按壓風池穴，約10～15次。

（5）用拇指螺紋面著力在患兒拇指掌面，自指尖向指根處直推，約100次。

（6）用拇指螺紋面著力在患兒無名指螺紋面自指尖直推向指節

處，約100次。

（7）用拇指橈側緣著力，自患兒大魚際的掌根處直推向拇指指根，約100次。

（8）用拇指或食、中兩指螺紋面著力，自患兒腕橫紋中點向肘橫紋中點直推，約300次。

（9）用拇指或食、中兩指螺紋面著力，自患兒肘橫紋內側緣沿前臂向腕橫紋尺側緣直推，約300次。

（10）用拇指或食、中兩指螺紋面著力，自患兒頸後髮際正中向下直推至大椎穴，約300次。

### 方法3

（1）拇指指端用中等力道揉按患兒大腸俞穴，每隔10秒鐘放鬆1次，反覆揉按1～2分鐘。

（2）環跳、殷門、風市、伏兔、委中、承山、曲池、脾俞、肩井等九穴的治療方法與大腸俞穴相同。

（3）中指指端用中等力道揉按患兒足三里穴，每隔10秒鐘放鬆1次，反覆揉按2～3分鐘。

（4）用與足三里穴相同的方法揉按陽陵泉穴。

（5）拇指指端置於患兒崑崙穴上，食指指端置於太溪穴上，兩指用中等力道捏按，每隔10秒鐘放鬆1次，反覆捏按1分鐘。

（6）拇、食指指端同時分別置於患兒的肩髃、肩髎穴上，兩指用較輕力道揉按，每隔10秒鐘放鬆1次，反覆揉按1～2分鐘。

（7）拇指指端用中等力道捏按患兒外關穴，每隔10秒鐘放鬆1次，反覆捏按1分鐘。

（8）合谷穴的治療方法與外關穴相同。

（9）拇指指腹輕輕揉按患兒梁門穴1～2分鐘。

（10）天樞、大橫、氣海三穴的治療方法與梁門穴相同。

（11）拇、食指指腹同時分別置於患兒雙側風池穴上，用較輕力道揉按，每隔10秒鐘放鬆1次，反覆揉按1分鐘。

（12）天柱穴的治療方法與風池穴相同。

（13）中指指尖輕輕切按患兒大椎穴1分鐘。

（14）拇指指腹用中等力道揉按患兒肩井穴，每隔10秒鐘放鬆1次，反覆揉按1～2分鐘。

（15）拇指指尖用較輕力道切按患兒後溪穴，每隔10秒鐘放鬆1次，反覆切按1分鐘。

**專家建議**

　　輕型非癱瘓型脊髓灰質炎僅需臥床幾日，用解熱鎮痛藥對症處理即可。患急性脊髓灰質炎時可睡在硬板床上（用足填板，有助於防止足下垂）。如果發生感染應給予適當抗生素治療，並大量飲水以防在泌尿道內形成磷酸鈣結石。在癱瘓型脊髓灰質炎恢復期，理療是最重要的治療手段。

## 050 膽囊炎、膽結石指壓妙招

　　膽囊炎、膽結石是外科常見病之一，主要致病原因是細菌感染，膽汁排泄受阻，膽鹽刺激以及胰液向膽管逆流等引起發炎。

表現為噁心、嘔吐、發熱、畏寒、頭痛、口苦，右上腹痛並放散至背部，可伴有黃疸等。膽囊炎與膽結石的關係非常密切，往往互為因果。中醫雖無膽囊炎、膽結石的病名，但對其症候和診治早有認識和記載。中醫認為，本病是內傷七情，肝氣鬱結，肝失疏泄，膽失通暢，膽汁鬱積，鬱久化熱；或飲食不節，脾胃受寒，運化失司，濕熱內生；濕熱交蒸，蘊結不散則發病。

##  指壓療法

**方法1**

（1）取仰臥位，髖、膝屈曲。兩手掌指重疊著力，置於上腹部，從左向右、自上而下，反覆摩動約7分鐘，施術時手法宜輕柔，深度適宜，以腹部溫熱舒適為準。

（2）取坐位，兩手拇指端著力，分別按揉兩側足背第一、二趾縫間上1.5寸處太沖穴、掌後腕橫紋正中直上2寸處內關穴，各約1分鐘。

**方法2**

（1）患者俯臥位。施術者立於一側，兩手拇指端著力，分別點按兩側第10胸椎棘突下旁開1.5寸處膽俞穴、第9胸椎棘突下旁開1.5寸處肝俞穴、第7胸椎棘突下旁開1.5寸處膈俞穴，各約1分鐘。施術時拇指端向下向胸椎體方向點按，以局部痠脹為宜。

（2）患者俯臥位。施術者立於一側，兩手掌指著力，分別按揉背部兩側膀胱經約7分鐘。然後按揉右側肩胛骨下角區、第7胸椎至第10胸椎旁的壓痛點約2分鐘，以重刺激為宜。

（3）患者仰臥位。施術者立於一側，兩手拇指重疊，指端著力，點按兩側小腿外側腓骨小頭前下緣凹陷處陽陵泉穴各約1分鐘，以重刺激為宜。

### 方法3

（1）拇指指端用重力揉按膽囊穴，每隔20秒鐘放鬆1次。反覆揉按3～5分鐘，直至局部出現明顯痠脹感為止。

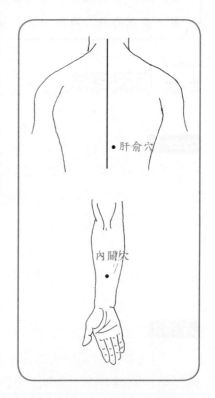

（2）拇指指腹置於太沖穴，中指指腹置於該穴背面，兩指用重力捏按，每隔10秒鐘放鬆1次。反覆捏按幾十次，直至局部出現強烈痠脹感且不可忍耐為止。

（3）拇指指腹輕輕揉按膽俞穴，連續揉按3～5分鐘，局部出現脹感即可。若為急性發作，則可用拇指指端重力揉按該穴，每隔10秒鐘放鬆1次。反覆揉按幾十次，直至膽囊區疼痛緩解為止。

（4）拇指指尖置於內關穴上，其餘四指置於該穴背面，拇指用力切按內關穴，每隔10秒鐘放鬆1次。反覆切按幾十次，直至局部出現較明顯的脹重感為止。

**方法4**

（1）患者取仰臥位。施術者立於右側，用右手拇指指壓陽陵泉、陰陵泉、足三里、湧泉、膽囊、太沖穴，力道要重。

（2）症狀略有改善後，持續指壓膽囊、足三里、太沖穴3～5分鐘。緊接上法，在上腹用雙手輕摩腹部3～5分鐘。

（3）用右手拇指指壓湧泉穴，力道稍重，持續指壓3～5分鐘。再指壓脊柱，從上往下3～5遍。

**專家建議**

飲食宜清淡、易消化，多吃高維生素、低脂肪食物，如綠葉蔬菜、豆製品、豆類、新鮮水果及米麵雜糧等。忌肥肉、葷油及煎炸食品。禁菸酒。禁暴飲暴食。

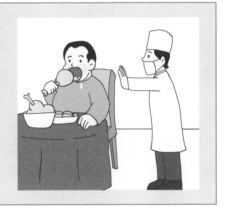

# 051 腰椎間盤突出症指壓妙招

腰椎椎體之間髓核向後突出，壓迫了神經根，出現腰部和肢體疼痛，稱之腰椎間盤突出症。其病變在腰部，出現腰痛的同時伴有坐骨神經痛。初起時為間歇性或持續性疼痛，壓痛明顯，活

動時加重，並有放射性疼痛等。中醫認為，腰椎間盤突出症是由於髓核突出，加之腎虛抵抗疾病的能力下降，受風寒濕邪侵襲，促使病情加重。本病相當於中醫的腰腿痛、腰腳痛、腰痛連膝等範疇。

 ## 指壓療法

**方法1**

（1）取坐位。兩手指併攏微曲，掌面置於腰骶部，由上而下，先輕後重，反覆輕輕拍擊約3分鐘。然後掌指著力，反覆擦摩腰骶約2分鐘。

（2）取坐位。一手拇指和其餘四指合力，反覆捏拿患肢痛點約2～3分鐘。

（3）取仰臥位。膝關節伸直，兩髖關節同時著力，緩慢地一伸一縮，反覆交替進行約1～2分鐘。

**方法2**

（1）患者俯臥位。施術者立於一側，兩手掌指交替著力，緊貼皮膚，沿足太陽膀胱經走行，由第1胸椎推摩至腰骶部，繼而沿下肢患側、臀部後側、外側至足跟。反覆施術約3分鐘，手法要深透有力。

（2）患者俯臥位。施術者立於一側，兩手掌指交替著力，揉腰背部，從上背至腰骶，再從腰部至上背部，往返施術約3分鐘。然後重點揉腰骶部，反覆施術直至患處發熱、疼痛減輕為宜。

（3）患者俯臥位。施術者一手拇指端著力，分別點按股骨大轉子

後方凹陷處環跳穴、膝關節膕窩橫紋中央處委中穴、小腿後面正中凹陷處承山穴，每穴各約1分鐘。

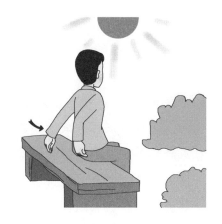

（4）患者側臥位，患肢在上，並屈髖屈膝，健肢伸直。施術者立於患者背後，兩肘關節屈曲，一手肘部置於患者肩前陷窩部，另一手肘部置於髂骨翼的後側，兩肘前後以相反方向適當用力突然斜扳1～3次。然後再用同法在健側操作。

（5）患者仰臥位。施術者立於一側，一手拇指端著力，分別按揉大腿外側風市穴、膝關節外膝眼下陽陵泉穴、踝關節前橫紋中央解溪穴，各約1分鐘。

（6）患者仰臥位，髖膝屈曲，兩手抱住膝關節。施術者一手托住背部，另一手扶住膝關節，囑患者來回搖動腰骶部約1分鐘。

### 方法3

（1）患者取俯臥位，施術者立於患側，在腰部及下肢後側施以揉法。反覆施術，持續治療5～10分鐘。

（2）指壓患者腎俞、大腸俞、夾脊、環跳、委中、承山、崑崙等穴。每穴持續治療半分鐘，以患者產生痠脹感為宜。

（3）施術者在患者大腿前側、外側、小腿外側、足背，依次由上而下往返指壓治療3～5遍，並

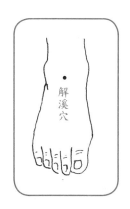

解溪穴

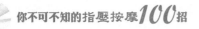 

用掌根按揉股外側、小腿外側，做被動直腿抬高運動。

（4）指壓風市、陽陵泉、解溪、委中、承山、崑崙等穴2～3遍。

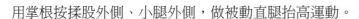

**專家建議**

　　利用臥床休息來治療腰椎間盤突出症，方法相對比較簡單。患者無需過多專業知識，就能在家進行。臥床休息有許多應該注意的問題，如果解決得不好，療效就不能得到保證。①臥床要求臥硬床。具體來講就是木板床上鋪薄褥或墊子，較硬的棕床也可以。②患者仰臥時，可在腰部另加一薄墊，或令膝、髖保持一定的屈曲，這樣可使肌肉充分放鬆。③臥床休息要嚴格執行。即使在症狀緩解一段時間後下床，也不能做任何屈腰動作。如患者因生活不便而不能持續臥床生活，會影響療效。④臥床休息中最難堅持的是在床上大、小便。如果患者不能接受平臥位大、小便，可以使用枴杖或由人攙扶下床上廁所。切忌在床上坐起如廁，因為這時腰部過度前屈，椎間盤更易後突。

# 052 退行性脊柱炎指壓妙招

　　退行性脊柱炎又稱肥大性脊柱炎、增生性脊柱炎、老年性脊柱炎、脊椎骨關節炎等，是指椎間盤退變狹窄，椎體邊緣退變增生，小關節因退變而形成的骨關節病變。本病好發於中年以後，男性多於女性，長期從事體力工作者易患此病。常因椎體軟骨退變、骨質增生、骨刺形成，從而導致腰部僵硬痠痛，不能久坐，

晨起症狀加重，活動後減輕；活動稍停症狀反而加重。少數患者可有脊髓或脊神經根受壓症狀。一般以第4、5腰椎椎體部為好發部位。本病相當於中醫「痹症」的範疇。

 ## 指壓療法

### 方法1

（1）患者取俯臥位。施術者位於患者身體左側。用指壓法在患者腰部痛點處及兩側骶棘處自上而下施術3～5分鐘。

（2）指壓患者腎俞、腰眼、委中穴，每穴1分鐘，指壓3～5遍。

（3）用掌根揉法在患者腰部兩側壓揉約3分鐘。

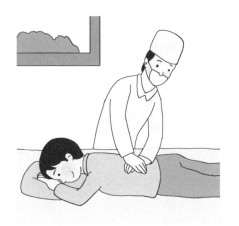

### 方法2

（1）患者俯臥位。施術者立其側，以按揉法施術於腰部脊柱兩側約5分鐘。

（2）患者俯臥位。施術者立其側，以掌根著力，按揉第2腰椎棘突下的命門穴約1分鐘，以患者有痠脹感為準。

（3）患者俯臥位。施術者立其側，以掌根著力，按揉第2腰椎棘突下旁開1.5寸處的腎俞穴約1分鐘，以有痠脹感為準。

（4）患者俯臥位。施術者立其側，以掌根著力，按揉第5腰椎棘突下的十七椎穴約1分鐘，以患者有痠脹感為準。

（5）患者俯臥位。施術者立其側，一手按壓其腰部，另一手托其下肢並用力向上扳抬，兩手協調用力，使腰椎後伸。可做一次短促的扳動，也可反覆地做後伸運動約5～10次。

（6）患者側臥位，上側下肢屈膝屈髖，下側下肢伸直。施術者一手按住肩前部向後推，另一手或肘部放在臀部向前扳動，兩手協調用力扳至極限，再做一次短促的扳動。兩側各扳一次。腰椎骨質增生有骨橋形成者禁用。

（7）患者俯臥位。施術者立其側，以小魚際著力，沿脊柱方向擦督脈和兩側膀胱經，以透熱為準。

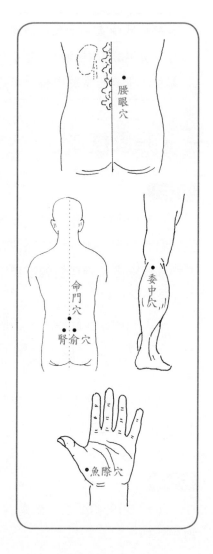

**專家建議**

　　退行性脊柱炎患者要避風寒，臥硬板床，適當進行腰部功能鍛鍊。工作時腰部宜用腰圍固定，以保護腰椎的穩定性。退行性脊柱炎以骨質增生為其特點，增生是不可逆的，所以一切治療方法只能減輕症狀、緩解病痛、增加腰脊柱的活動度。指壓治療的目的是增加腰部的血液和淋巴液的循環，增強腰部肌肉的張力，從而控制腰脊柱的穩定性，使腰痛症狀緩解。

# 053 增生性膝關節炎指壓妙招

　　增生性膝關節炎在醫學上稱為骨性關節炎，是指膝關節軟骨變性、勞損、外傷、先天或後天關節畸形所致，以老年人最多見，主要症狀為膝關節腫脹、疼痛、伸屈受限，勞累後、蹲下、起立或上下坡時疼痛加劇，並常因寒冷或輕傷加重。活動關節時，可聽到關節內因摩擦引起咯咯響聲。X光片顯示關節軟骨面有骨質增生。本病屬於中醫「痹症」範疇。

 ## 指壓療法

**方法1**

　　兩拇指按壓患側膝眼穴，再用手掌根按揉膝陽關穴，各100～200下。以指端持續掐壓足三里穴或陽陵泉穴3～5分鐘，若能配合塗抹藥汁按揉效果更好。每日2～3次。

## 方法2

（1）患者仰臥位。施術者先用右手拇指螺紋面著力，指壓膝關節疼痛部位3～5分鐘。

（2）用右手掌心貼於膝關節，在患側膝關節痛點按揉5～10分鐘。

（3）指壓患側陽陵泉、太沖、三陰交、委中等穴，反覆施術3～5分鐘。

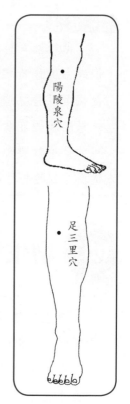

## 方法3

（1）患者取仰臥位，膝關節伸直。在確定無骨折的情況下，施術者採用右手拇指指壓膝關節疼痛處3～5分鐘。

（2）指壓患側陽陵泉、懸鐘、太沖等穴3～5分鐘。

（3）沿患側膝關節痛點處進行自上而下指壓3～5分鐘，以患者感覺痠脹為準。

## 方法4

（1）患者取仰臥位，將患側下肢伸直。施術者位於患者右側，用掌根揉法在患膝部反覆施術3～5分鐘。

（2）施術者用雙手自患者大腿前部往膝部至小腿，交替進行指壓

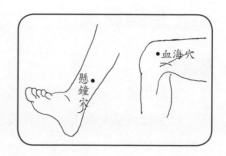

5～10分鐘。

（3）施術者兩手握住患者膝關節兩側，兩拇指自髕骨下方指壓至上方，反覆施術3～5分鐘。

（4）指壓患者陽陵泉、陰陵泉、血海、膝眼、足三里、三陰交等穴3～5分鐘。

**專家建議**

　　避免在潮濕處睡臥，防止汗出當風，不要在出汗後立即洗涼水浴或洗腳，以防風、濕、寒對膝關節的侵害。不要讓膝關節過於勞累或負荷過重。早期患者最關鍵的治療措施是穩定關節，持續做雙側股四頭肌收縮的靜力訓練，即取臥或坐姿，雙下肢伸直，用力

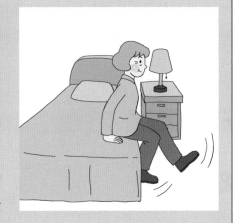

繃緊大腿前方肌肉群，持續10～20秒，放鬆5～10秒，重複20～30遍。每日4～5次，做三週即有效。或每日持續坐床邊，做雙腳懸空前後邁動如走路狀，200～300次左右，然後自我按摩雙腿。關節腫脹、疼痛加重時應休息。

# 054 急性腰扭傷指壓妙招

急性腰扭傷是腰部肌肉、筋膜、韌帶等軟組織因外力作用突然受到過度牽拉而引起的急性撕裂傷，常發生於搬抬重物、腰部肌肉強力收縮時。急性腰扭傷可使腰骶部肌肉的附著點、骨膜、筋膜和韌帶等組織撕裂，有的患者主訴聽到清脆的響聲。傷後重者疼痛劇烈，當即不能活動；輕者尚能工作，但休息後或次日疼痛加重，甚至不能起床。

##  指壓療法

### 方法1

（1）取站位。兩足分開，兩手叉腰。從左至右，或從右至左，反覆迴旋晃動腰部約2分鐘。

（2）取坐位。兩手握拳，掌指關節著力，置於腰骶部痛點處，反覆揉按約2分鐘。

### 方法2

（1）患者俯臥位。施術者兩手拇指端著力，分別點按兩側第2腰椎棘突下旁開1.5寸處腎俞穴、臀部股骨大轉子的後方凹陷處環跳穴、膝關節膕窩橫紋中央處委中穴，各約1分鐘。

（2）患者俯臥位。施術者立於一側，兩手掌指交替著力，從上背

至腰骶部，再從腰部至上背部，在足太
陽膀胱經上，一邊推一邊揉，反覆施術
約5分鐘。然後在腰髓部做重點推揉，
直至腰部有溫熱感為宜。推揉中要先輕
後重，隨著肌肉痙攣的逐漸緩解而逐漸
加力。

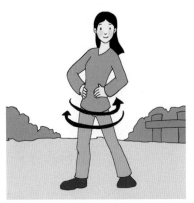

（3）患者取下蹲位，兩足跟著
地，腰部前屈。施術者立於一側，一
手扶住患者肩部，另一手掌指著力擦腰
骶部，由上向下擦之，直至腰骶部發熱為止。
最後五指併攏微屈，用掌面輕快拍打腰骶部數
次。

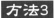

（1）拇、食指指尖同時用重力切按腰痛
穴，每隔10秒鐘放鬆1次。反覆切按2～3分鐘，
直至局部出現較強烈的痠脹感為止。

（2）食指或中指指尖用重力切按人中穴，
每隔10秒鐘放鬆1次。反覆切按1～2分鐘，直至
局部出現明顯脹痛感為止。

（3）拇指指腹用重力揉按大腸俞，每隔20
秒鐘放鬆1次。反覆揉按4～5次。後改用揉法按
壓2～3分鐘。接著五指指端撮合成梅花指狀，
輕輕叩擊大腸俞及其周圍2～3分鐘，直至局部

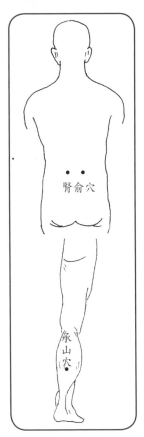

腎俞穴

承
山
穴

出現明顯痠脹感為止。

（4）拇指指腹置於委中穴上，其餘四指置於髕骨下緣，拇指用力捏按委中穴，每隔10秒鐘放鬆1次。反覆捏按3～5分鐘，直至局部出現明顯痠脹感為止。

### 方法4

（1）患者取俯臥位。施術者用掌根揉法，在兩側腰部反覆施術3～5分鐘。

（2）用右手拇指指壓痛點（即阿是穴）3～5分鐘。

（3）指壓委中、承山、陽陵泉等穴，每穴1～3分鐘。

（4）沿患者頸椎、胸椎、腰椎、骶骨、尾骨進行指壓，反覆施術3～5分鐘。

### 專家建議

　　如果出外旅行，又逢腰部扭傷，一時找不到醫生，應讓患者臥下休息。若帶有小型冰箱，可取出冰塊，用布包著敷於腰部患處，以減少扭傷引起的皮下出血，冰敷亦有止痛作用。指壓治療應舒筋活絡，點按有關穴位，如腎俞、陽關、委中，手法以接、推、滾、揉為主。當肌肉鬆弛後，腰部即覺鬆弛。根據患者受傷程度，配合內服或者外敷中藥。

# 055 慢性腰肌勞損指壓妙招

　　慢性腰肌勞損，或稱腰背肌筋膜炎、功能性腰痛等，主要指腰骶部肌肉、筋膜、韌帶等軟組織的慢性損傷，導致局部無菌性炎症，從而引起腰骶部一側或兩側的瀰漫性疼痛。常與職業和工作環境有一定關係。本病多因腰部過度持力或長期從事彎腰工作，或急性腰部扭傷遷延未癒，以及骨骼先天性結構異常所致，以發病緩慢、腰部痠痛為特點。腰痛時輕時重，反覆發作，休息時減輕，工作時加重，並與氣候、環境變化有關。陰雨天腰部痠痛沉重，活動不利。本病相當於中醫「痺證」、「痿證」的範疇。

 ## 指壓療法

### 方法1

　　（1）取坐位，頭和胸部稍向後仰。兩手握拳，用食指、中指掌指關節突起處著力，按揉腰骶部。從上至下，邊按邊揉反覆施術約5分鐘。然後按揉痛點約1分鐘。

　　（2）取坐位，腰部前屈。兩手五指併攏，掌指緊貼腰背部，用力向

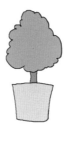

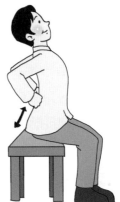

下擦至骶部，如此連續反覆進行約2分鐘。

（3）取俯臥位，兩膝伸直，兩手放於體側。然後頭和胸及上下肢同時後伸抬起一會兒，再還原休息一會兒，如此反覆5～7次。

（4）取站立位，兩腳分開與肩同寬，兩手扠腰。上半身盡量左右緩慢旋轉各15次。

### 方法2

（1）患者俯臥位，兩膝伸直，兩手放於體側，腰背部肌肉放鬆。施術者兩手掌指著力，從上背至腰骶部、再從腰骶至上背部，反覆揉約10分鐘。然後在腰部做重點揉3分鐘，直至有溫熱感、疼痛減輕為宜。

（2）患者俯臥位，兩膝伸直。施術者兩手拇指端著力，分別同時點按兩膝關節膕窩橫紋中央處的委中穴約半分鐘。

（3）患者仰臥位，髖、膝屈曲，腰骶部放鬆。施術者一手托住患者臀部，另一手扶住膝關節，左右緩慢搖晃約1分鐘。

（4）患者下蹲位，兩足跟著地，腰部前屈。施術者一手扶患者肩部，另一手掌指著力擦腰骶部，自上向下反覆擦之約1分鐘，然後以空拳掌面拍打骶部5～7次。

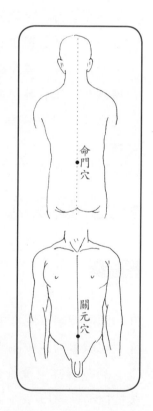

### 方法3

（1）患者俯臥位。施術者用掌根揉法在兩側腰大肌，反覆施術

3～5分鐘。

（2）緊接上法，施術者指壓患者雙側腰部痛點和兩腰眼，反覆施術3～5分鐘。

（3）指壓患者命門、腎俞、關元俞、大腸俞、三陰交、委中、承山等穴，反覆施術3～5分鐘。

**專家建議**

慢性腰肌勞損患者在工作中要注意盡可能變換姿勢，糾正習慣性不良姿勢。晚上宜睡板床，白天可以寬皮帶束腰。患者還應加強腰肌鍛鍊，以增強腰肌力量，減少腰肌損傷。注意局部保暖，節制房事。同時可採用牽引及濕熱敷、熏洗等療法。慢性腰肌勞損是一種動靜力性損傷，指壓治療本病有較好療效，但關鍵是要消除致病因素，即改變原來的腰部超負荷現象，才能達到滿意的治療效果。

# 056 腓腸肌痙攣指壓妙招

腓腸肌痙攣又稱小腿抽筋，常因下肢過度勞累、外傷、游泳或婦女孕期缺鈣引起，又可由於中老年人體質日衰、血液循環欠佳，再受寒著涼而致。主要症狀為小腿後側腓腸肌突然痙攣強直，疼痛難忍，不敢活動。局部隆起，觸之僵硬，常使人從睡眠中痛醒。

## 指壓療法

**方法1**

（1）若腓腸肌痙攣發生在夜間睡眠時，即取仰臥位。患肢強力伸直蹬空，或足跟用力蹬床頭，同時足趾極度背屈1～2分鐘，痙攣即可緩解。

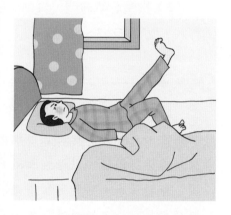

（2）若腓腸肌痙攣發生在白天時，取下蹬姿勢。足底用力著地，小腿前屈，使踝關節極度背屈。同時兩手半握拳，掌根稍用力拍打腓腸肌約2～3分鐘，痙攣即可緩解。

（3）取坐位，將患側踝關節置於健側大腿上，兩手掌指抱握小腿後肌群，對稱用力，從上至下反覆搓揉約5分鐘。

**方法2**

（1）患者俯臥位。施術者立於一側，一手拇指端著力，分別垂直點按患側小腿後面承山穴、膝關節的膕窩處委中穴，每穴各1～2分鐘，以局部脹麻向足放散為宜。

（2）患者俯臥位。施術者立於一側，一手拇指端著力，按撥患側跟腱約1分鐘。

（3）患者俯臥位。施術者立於一側，兩手掌指交替著力，推揉患側小腿後側，從上至下，邊推邊揉，反覆施術約5分鐘。

（4）患者仰臥位。施術者立於一側，兩手拇指端交替著力，分別

按揉患側膝關節髕骨內上方2寸處血海穴、膝關節外膝眼下方陽陵泉穴，每穴各約1分鐘。

## 方法3

施術者用拇指直接持續按壓承山穴3～5分鐘。

## 方法4

施術者一手掌緊按小腿肚，另一手重掐陽陵泉穴或足三里穴，各100～200下。

## 方法5

施術者以拇指端扣掐人中穴30～50下。術後如在承山穴熱敷或艾條溫和炙，能促進恢復。

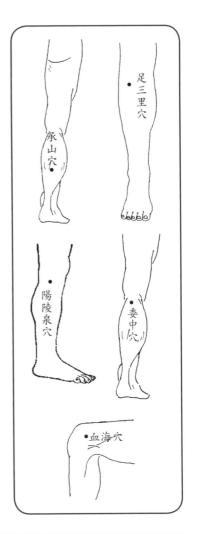

**專家建議**

　　每日指壓1～2次，效果頗佳，可手到病除。如果晚上經常發生腓腸肌痙攣，應取側臥位睡覺，並注意保暖，嚴防受寒著涼。中老年人晚上睡覺時，可用暖水袋敷小腿部。

# 057 腕關節扭傷指壓妙招

腕關節扭傷是指腕關節受外力影響,活動超出正常範圍,使腕關節周圍韌帶、關節囊、肌腱等受到牽拉而損傷。腕關節是個多關節的複合體,包括橈腕關節、腕骨間關節及橈尺遠側關節。橈腕關節可以做背伸、掌屈、外展、內收四種動作;腕關節的旋轉運動由橈尺遠側關節完成。腕關節扭傷相當於中醫「腕部傷筋」的範疇。外傷可致氣血瘀滯,或為疼痛,或影響功能。

##  指壓療法

**方法1**

（1）拇、食指指腹分別同時置於外關和內關穴上,用較重的力道捏按,每隔20秒鐘放鬆1次。反覆捏按2～3分鐘,直至局部出現明顯痠脹感為止。

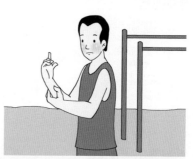

（2）拇指指尖用較重的力道切按後溪穴,每隔20秒鐘放鬆1次。反覆按壓1～2分鐘,直至局部出現痠脹感為止。

（3）拇指指端用重力捏按合谷穴,每隔20秒鐘放鬆1次。反覆捏按1～2分鐘,直至局部出現較明顯痠脹感為止。

（4）曲池穴的治療方法與合谷穴相同。

### 方法2

（1）患者將患肢置於治療台上，施術者以拇指按揉、彈撥痛點及周圍10分鐘。並根據損傷部位的不同，進行重點施術。

（2）患者將患肢置於治療台上，橈側朝上，施術者以一指禪推法施術於腕背橫紋橈側端的陽溪穴及其周圍，以患者有疼痛感為準。用於腕關節橈側疼痛。

（3）患者將患肢置於治療台上，背側朝上，施術者以一指禪推法施術於腕背橫紋尺側端凹陷中的養老穴及其周圍，以患者有疼痛感為準。用於腕關節尺側疼痛。

（4）患者將患肢置於治療台上，背側朝上，施術者以一指禪推法施術於腕背橫紋中的陽池穴及其周圍，以患者有疼痛感為準。用於腕關節背側疼痛。

（5）患者將患肢置於治療台上，掌側朝上。施術者以一指禪推法施術於腕橫紋中央的大陵穴及其周圍，以患者有痠脹感為準。用於腕關節掌側疼痛。

（6）患者坐位。施術者雙手分握患腕之兩側，拔伸1～2分鐘，同時上下左右搖動腕關節，以改善腕的運動功能。急性期慎用此法，避免加重腕關節的損傷。

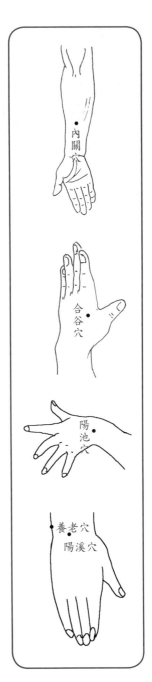

173

> **專家建議**
>
> 　　指壓治療前應排除骨折、脫位及肌腱斷裂等。腫脹明顯或有皮下出血者早期應冷敷，固定1～2天後，出血停止了再做指壓。扭傷期間，患肢應避免勉強持重。扭傷後24小時內局部冷敷，24小時以後改用局部熱敷。

# 058 踝關節扭傷指壓妙招

> 　　在外力作用下，關節驟然向一側活動而超過其正常範圍，引起關節周圍軟組織如關節囊、韌帶、肌腱等撕裂傷，稱為關節扭傷。關節扭傷日常中以踝關節最為多見，其次為膝關節和腕關節。關節扭傷後應及時處理，原則是制動和消腫散瘀，使損傷的組織得到良好的修復。韌帶斷裂或撕脫骨折而影響關節穩定者，需行手術復位修補，以免引起反覆扭傷、關節軟骨損傷和創傷性關節炎。本病相當於中醫「筋傷」、「崴腳」的範疇。

##  指壓療法

**方法1**

　　（1）取坐位。一手掌指著力，自上而下直推小腿外側部，施術約3分鐘。

　　（2）取坐位。一手拇指端著力，揉壓痛點，手法先輕後重，同時踝關節自主屈伸活動約3分鐘。

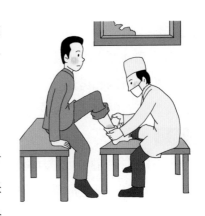

（3）取坐位，患肢小腿放在健側膝關節上。一手拇指和其餘四指合力，反覆捏拿跟腱部約2分鐘。

### 方法2

（1）患者仰臥位。施術者立於下方，一手扶住患肢踝關節，另一手拇指端著力，分別按揉踝關節橫紋中央解溪穴、踝關節外踝前下方凹陷處丘墟穴、外踝與跟腱之間凹陷處崑崙穴，每穴各約1分種。

（2）患者仰臥位。施術者立於下方，一手托住患肢足跟部，另一手拇指螺紋面或掌根著力，在足背和踝關節內外側進行輕柔緩和的揉摩，反覆施術約5分鐘。

（3）患者向健側臥位。施術者立於下方，兩手握住患肢踝關節下方，兩手拇指按在傷處，兩手稍用力向下牽拉，同時進行輕度內翻和外翻活動。

（4）患者仰臥位。施術者立於下方，一手托住患肢足跟，另一手握住足蹠部拔伸，同時將踝關節盡量做背伸、蹠屈環轉運動，反覆施術約1分鐘。

### 方法3

施術者以拇指端依次扣掐患側解溪、丘墟、崑崙、絕骨穴各100下。每日1～2次。

**方法4**

　　施術者用拇指橈側緣依序按撥內踝、外踝後下方筋腱，各30～60下。多用於扭傷和勞傷。每日1～2次。

**方法5**

　　（1）拇指指腹用重力捏按陽陵泉穴，每隔10秒鐘放鬆1次。反覆捏按2～3分鐘，直至局部出現明顯痠脹感為止。

　　（2）三陰交穴的治療方法與陽陵泉穴相同。

　　（3）拇指指尖用重力切按懸鐘穴，每隔10秒鐘放鬆1次。反覆切按1～2分鐘，以局部出現痠脹感為止。

　　（4）拇指指尖用重力捏按太沖穴，每隔20秒鐘放鬆1次。反覆切按2～3分鐘，直至局部出現強烈痠脹感為止。

　　（5）拇指指腹置於公孫穴上，其餘四指置於足背外側。拇指用力捏按公孫穴，每隔20秒鐘放鬆1次。反覆捏按3～5分鐘，直至局部出現強烈痠脹感為止。

**方法6**

　　（1）患者平臥或坐位。施術者一手托住患者足跟部，一手指壓痛點處，3～5分鐘。可達消腫止痛之效。

　　（2）亦可從踝部往上進行指壓，以取舒經活絡之功，3～5分鐘。

　　（3）指壓患者商丘、解溪、丘墟、崑崙、太溪、足三里和三陰交等穴，5～10分鐘。能夠緩解腫脹和疼痛。

踝關節扭傷後立即用拇指指腹壓迫痛點，趁局部疼痛尚輕、關節兩側肌肉未出現痙攣時，立即做踝關節強迫內翻或外翻試驗，以了解是否韌帶完全斷裂。若疑有韌帶完全斷裂或合併骨折時，經加壓包紮後送醫院處理。韌帶輕度扭傷，應立即冷敷，然後用棉花或海綿置於傷處作加壓包紮並抬高傷肢。24小時後可外敷中藥、理療、按摩、針灸、藥物痛點注射等，3～4天後在保持原固定的情況下練習行走。

# 059 落枕指壓妙招

落枕或稱「失枕」，是一種常見病，好發於青壯年，以冬、春二季多見。患者入睡前並無任何症狀，晨起後卻感到項背部明顯痠痛，頸部活動受限。這說明病起於睡眠之後，與睡枕及睡眠姿勢有密切關係。如夜間睡眠姿勢不良，頭頸長時間處於過度偏轉的位置；或因睡眠時枕頭不合適，過高、過低或過硬，使頭頸處於過伸或過屈狀態，均可引起頸部一側肌肉緊張，使頸椎小關節扭錯。時間較長即可發生靜力性損傷，使肌筋強硬不和、氣血運行不暢、局部疼痛不適、動作明顯受限等。如睡眠時受寒，盛夏貪涼，使頸背部氣血凝滯，筋絡痺阻，可導致僵硬疼痛，動作不利。落枕可表現為晨起突感頸後部、上背部疼痛不適，以一側為多。頸項活動欠佳，不能自由旋轉，嚴重者俯仰也有困難，甚至使頭偏向病側。頸部肌肉有觸痛、淺層肌肉有痙攣、僵硬，摸起來有「條索感」。

## 指壓療法

**方法1**

（1）取坐位。兩手拇指置於兩側頸後部枕骨粗隆下方凹陷處風池穴。其餘四指扶住後枕部，用力按揉約2分鐘。

（2）取坐位。健側拇指、食指和中指合力，捏拿第7頸椎與肩峰連線中點之肩井穴，反覆施術約2分鐘。

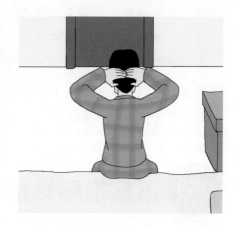

（3）取坐位，腰部微屈。兩手拇指端同時著力，分別點按膝關節外膝眼下3寸處足三里穴約1分鐘。

**方法2**

（1）患者坐位。施術者立於背後，一手拇指端著力，分別按兩側後髮際正中上1寸處風府穴、第2胸椎棘突下旁開1.5寸處風門穴、上背部肩胛下窩中央處天宗穴，每穴各約1分鐘。

（2）患者坐位。施術者一手扶頭，另一手拇指和其餘四指著力，分別按揉頸項兩側，尤以痛點處做重點治療部位，反覆施術約5分鐘。

（3）患者坐位。施術者兩手拇指螺紋面著力，分別揉兩側肩胛骨內上角處，反覆施術約2分鐘。

（4）患者俯臥位。施術者立於一側，兩手拇指端著力，分別點按小腿腓腸肌兩肌腹之間凹陷處承山穴。力道由輕到重，一邊點按一邊

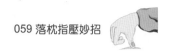

囑患者盡量活動頭頸部，反覆施術約1分鐘。

## 方法3

施術者用拇指和中指扣按患側內關、外關穴，各100～200下。力道由輕漸重，以痠脹感向上傳導為佳。

## 方法4

施術者用拇指和食指自上而下，循頸項兩側的斜方肌、胸鎖乳突肌雙雙捏按，各3～5遍。然後再分別揉按肌腱上的疼痛敏感點20～30下。最後以拇指扣掐患側的養老穴100～200下，同時囑患者配合頸部活動。每日1～2次。

## 方法5

施術者先以掌根按揉患側項背，再用單拇指或雙指重疊點壓或按壓患者絕骨穴，同時囑患者配合頸部活動5～10分鐘。每日1～2次。

## 方法6

（1）食指指尖用較重的力道切按落枕穴，每隔20秒鐘放鬆1次。反覆切按1～2分鐘，直至局部出現痠痛感為止。

（2）拇、食指指腹同時用重力揉按風池穴，每隔20秒鐘放鬆1次。反覆揉按2～3分鐘，直至局部出現明顯痠脹感為止。

（3）天柱穴的治療方法同風池穴。

（4）食指或中指指腹用中等力道揉按大椎穴，連續揉按2～3分鐘，直至局部出現輕微痠脹感為止。

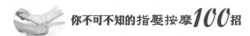

（5）拇指指尖用重力切按後溪穴，每隔20秒鐘放鬆1次。反覆切按2～3分鐘，直至局部出現較明顯痠脹感為止。

（6）食指指腹用較重力道揉按肩井穴，連續揉按2～3分鐘，直至局部出現明顯痠脹感為止。

## 方法7

（1）患者取坐位，施術者位於患者身體左側。用拇指分別指壓兩側天宗穴3～5分鐘。並囑患者同時緩慢地旋轉頭部3分鐘。

（2）指壓患者頸部兩側肌肉，尤其是患側，反覆按壓3～5分鐘。以局部痠脹、溫熱為準。

（3）指壓患者肩井、風池、手三里、合谷諸穴3～5分鐘。指壓力道因人而異。

### 專家建議

預防落枕要準備一個好枕頭。按人體頸部解剖生理特點，一個適宜的枕頭既不能太高也不宜太低。枕頭最好中間有部分凹陷，預防頭部輕易滑落，承托頸部。其次，應做好防寒保暖工作。睡覺時蓋被要蓋好頸部。天氣炎熱時不要將頸部長時間對著電風扇吹，以免頸部著涼引起頸肌痙攣，誘發落枕。久坐伏案工作的人勿忘頸部保健，要經常起身抬頭活動頸部，防止頸肌慢性勞損。

# 060 肱骨外上髁炎指壓妙招

肱骨外上髁炎俗稱「網球肘」，是指手肘外側的肌腱發炎疼痛。疼痛是由於負責手腕及手指背向伸展的肌肉重複用力而引起的。患者會在用力抓握或提舉物體時感到肘部外側疼痛。網球肘是過勞性綜合症的典型。研究顯示，手腕伸展肌，特別是橈側腕短伸肌，在進行手腕伸直及向橈側用力時，張力十分大，容易使肌肉筋骨連接處的部分纖維過度拉伸，形成輕微撕裂。

##  指壓療法

**方法1**

（1）取坐位，肘關節微屈。健側拇指、食指和中指合力，捏拿上臂和前臂肌群，反覆施術約3分鐘。

（2）取坐位，肘關節屈曲。健側拇指置於肘外側，餘指置於內側，拇指著力揉患部，反覆施術約2分鐘。

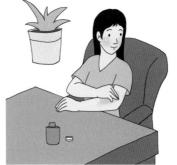

（3）取坐位，肘關節微屈。健側手掌心置於患肘鷹嘴上，中指端著力，按壓肱骨外上髁痛點處，同時肘關節做自主伸屈活動約2分鐘。

### 方法2

（1）患者坐位。施術者立於一側，一手托住患肢，另一手掌指著力，先從前臂外側開始，經肘、上臂向肩部推揉，反覆施術約3分鐘。然後施術者兩手換握，一手同前，另一手從前臂內側開始，經肘、上臂向腋下推揉，反覆施術約3分鐘。

（2）患者坐位。施術者一手扶住患肢，另一手拇指端著力，分別點按肘關節屈曲凹陷處曲池穴、肘關節橫紋尺側端凹陷處少海穴、肘關節橫紋橈側凹陷中下2寸處手三里穴，每穴各約1分鐘。

（3）患者坐位。施術者一手固定患肢肘部，拇指置於肘外側肱骨外上髁處；另一手握住前臂輕度外展，以肘關節為軸心，做順時針方向搖動半分鐘。

### 方法3

施術者指端蘸薑汁或蔥汁、藥酒後，直接按壓患側曲池、手三里穴，每穴100～200下，每日1～2次。

### 方法4

（1）拇指指端用重力捏按合谷穴，每隔20秒鐘放鬆1次。反覆捏按1～2分鐘，直至局部出現較明顯痠脹感為止。

（2）外關穴的治療方法與合谷穴相同。

（3）拇指指腹用較輕力道揉按手三里穴，連續揉按2～3分鐘，直至局部出現輕微痠脹感為止。

（4）拇指指腹用較重力揉按孔最穴，每隔20秒鐘放鬆1次。反覆揉按2～3分鐘，直至局部出現較明顯痠脹感為止。

## 方法5

（1）拇指指腹輕輕揉按肘髎穴，連續揉按2～3分鐘，直至局部出現痠脹感為止。

（2）拇指指腹用重力捏按曲池穴，每隔10秒鐘放鬆1次。反覆捏按2～3分鐘，直至局部出現明顯痠脹感為止。

（3）手三里、外關兩穴的治療方法與曲池穴相同。

## 方法6

（1）患者取坐位。施術者立於患側，左手握住患者肘部，拇指在上，餘指在下，指壓肘關節3～5分鐘。

（2）施術者左手托住患側肘關節，右手拇指端點按曲池、手三里、合谷穴1～3分鐘。

（3）擦患肢外側肱骨外上髁及前臂伸肌群作為結束手法。

### 專家建議

　　適當的休息對於急性期患者特別重要。然而在日常生活中改變活動模式更為重要。找出受傷的原因，然後做出相應的改變，便可以減緩病情。研究顯示，患網球肘的網球運動員，只需減輕訓練強度及合理地進行運動，適當休息、冰敷、固定、抬高，就可以控制炎症，使肌腱在良好的環境下癒合。

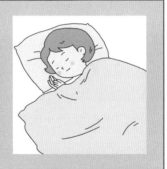

# 061 肩周炎指壓妙招

肩關節周圍炎簡稱肩周炎，是肩關節周圍軟組織的無菌性炎症，50歲左右多見，女性多於男性。肩周軟組織的退行性變、感受風寒濕邪及提重物損傷筋脈、內分泌功能紊亂等，均可導致本病。主要症狀為肩部周圍疼痛，或牽涉上臂及前臂，無固定痛點，夜間疼痛加重，夜不能眠或從熟睡中痛醒，活動時疼痛加重。病程較長者可出現肩部肌肉萎縮，肩部僵硬。本病相當於中醫「漏肩風」、「五十肩」範疇。

##  指壓療法

**方法1**

（1）取坐位。以健側手的掌指著力，緊貼皮膚，以肩峰為中心，邊按邊揉，同時配合患肩作自主旋轉活動，反覆施術約5分鐘。

（2）取坐位。健側手指半握拳適當用力，掌側有節律地拍打患肩，反覆施術約1分鐘。

（3）取站位。兩腳分開，腰部微屈，健手叉腰。患手沿順逆時針方向，作前後左右環轉運動。甩手幅度由小到大，速度由慢到快，每次反覆進行約5分鐘。

## 方法2

（1）患者坐位。施術者立於一側，拇指端著力，分別點按肩關節前凹陷處的肩髃穴、第7頸椎與肩峰連線之中點的肩井穴、肩胛崗下窩中央凹陷處的天宗穴，每穴各約1分鐘。

（2）患者坐位。施術者立於一側，一手抬起患肢前臂，另一手掌指著力，從前臂外側經肘、肩部，向上背推進，反覆施術約2分鐘。然後兩手換握，一手同前，另一手從前臂內側向腋下推進，反覆施術約2分鐘。

（3）患者坐位。施術者兩手掌相對合力，抱揉患肩，反覆施術約5分鐘。

（4）患者坐位。施術者立於一側，一手按撥患肩的痛點，另一手同時將患肢前屈、後伸，環轉活動約1分鐘。

（5）患者仰臥位，患肢肌肉放鬆。施術者立於一側，兩手握住患者手腕部，逐漸稍稍拔伸，同時徐徐似波浪狀上下起伏抖動，反覆施術約1分鐘。

## 方法3

施術者以一拇指先後按壓患側肩外俞、天宗、臑俞穴，各100～200下，力道逐漸加重，以患者能忍受為準。另一手始終同時扣掐患側養老穴或手三里穴。每日或隔日1次。囑患者配合進行甩臂、聳肩等功能活動。

## 方法4

（1）拇指置於肩髃穴上，食指置於肩髎穴上，兩指指腹同時用重力揉按上述兩穴，每隔20秒鐘放鬆1次。反覆揉按5～7分鐘，直至局部

出現較明顯的痠脹感為止。

（2）拇指指腹用重力揉按頸臂穴，每隔20秒鐘放鬆1次。反覆揉按3～5分鐘，直至局部出現較明顯的痠脹感為止。

（3）拇指指腹置於臑腧穴上，其餘四指置於該穴背面。拇指用力捏按臑腧穴，每隔20秒鐘放鬆1次。反覆捏按3～5分鐘，直至局部出現較明顯的痠脹感為止。

（4）拇指指端置於合谷穴上，食指指腹置於該穴背面，兩指用重力捏按，每隔20秒鐘放鬆1次。反覆捏按3～5分鐘，直至局部出現明顯痠脹感為止。

### 方法5

（1）患者取坐位。施術者立於患側，托住肘部將其上臂外展，幅度視病情而定。施術者的另一手用掌摩法治療患肩，持續治療3～5分鐘。

（2）體位不變，施術者以單掌揉法治療患肩，持續3～5分鐘。

（3）指壓肩髃、肩髎、肩貞等穴，每穴持續指壓1分鐘。

（4）搓肩，以兩手同時施術，持續治療1～3分鐘。

### 專家建議

在日常生活中注意防寒保暖，特別是避免肩部受涼，對於預防肩周炎十分重要。患者要注重關節的運動，可經常打太極拳、太極劍，或在家裡進行雙臂懸吊、使用拉力

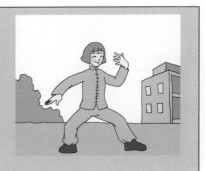

器或啞鈴以及雙手擺動等運動，但要注意運動量，以免造成肩關節及其周圍軟組織的損傷。經常伏案工作的人應注意調整姿勢，避免造成慢性勞損和累積性損傷。

# 062 頸椎病指壓妙招

頸椎病是指頸椎及周圍組織，如椎間盤、椎體小關節、骨質磨損，前後縱韌帶、黃韌帶、脊髓鞘膜等發生病理性改變，導致頸部神經、血管等受到壓迫或刺激而引起的症候群（即頸椎綜合症）。常發生於中年以後，男性多於女性。主要症狀有頭、頸、肩、臂麻木疼痛，重者肢體痿軟無力，肢涼出汗等。若病變累及椎動脈與交感神經時，則出現頭暈、頭痛、心悸、血壓升高等症狀，並可有進行性肢體感覺和運動功能障礙。中醫認為，頸椎病屬腎虛精虧、氣血不足及氣滯血瘀。風寒濕邪外襲，痺阻經脈，經脈不通，筋骨不利而發病。頸椎病相當於中醫「痺症」、「痿症」、「頸筋急」的範疇。

 ## 指壓療法

### 方法1

（1）取坐位。兩手拇指端著力，分別置於頸後枕骨粗隆下方凹陷處風池穴，反覆按揉約1分鐘。

（2）取坐位。健側的手掌指著力，從患側肩部至前臂部，反覆擦

摩約5分鐘。

（3）取坐位，頭稍後仰。健側手拇指和其餘四指合力，捏拿頸項部，從上至下，反覆施術約3分鐘。

（4）取坐位。健側手中指端著力，點按第1胸椎棘突下旁開3寸處肩外俞穴約1分鐘。

### 方法2

（1）患者坐位。施術者立於後側，兩手掌指交替著力，一手扶住頭部，另一手在頸項部兩側自上而下，由下而上往返揉捏約2分鐘。然後在兩側肩、背部及患側上肢，反覆揉捏約3分鐘。

（2）患者坐位。施術者立於一側，兩手拇指端交替著力，分別按揉兩側肩井穴、肩髃穴、曲池穴、合谷穴，每穴各約1分鐘。

（3）患者坐位。施術者立於一側，一手前臂自後側置於患者腋下，稍向上、向外提，另一手握住患肢前臂遠端，向下牽拉、放鬆。反覆施術約1分鐘。

（4）患者坐位。施術者立於一側，囑患者做頭頸部主動左右轉動。施術者一手扶住肩部，另一手拇指端著力，在頸、肩及背部的痛點處做上下、左右撥動約3～5次。

（5）患者坐位，患肢肌肉放鬆。施術者立於一側，兩手掌指合力，從患肩開始，經上臂至前臂末端，反覆施術約5～7次。

（6）患者仰臥位，患肢肌肉放鬆。施術者立於一側，兩手握住患肢末端，徐徐似波浪狀起伏顫動，反覆多次，以舒筋骨、利關節。

**方法3**

（1）患者取坐位。施術者位於患者的前方或側前方，以拇指指壓法在患者肩部持續指壓3～5分鐘。手法力道不宜過重，動作宜緩和。一側治畢再治另一側。

（2）患者取坐位。施術者立於患者身後，以單手指壓法在患者項部進行治療。自項部上方開始，逐漸向下方指壓治療3～5分鐘。手法宜輕柔、緩和。

（3）施術者以單手拇指指壓法在患者項部及上背部棘突部進行指壓治療。分別在棘突上、棘突間、棘突旁指壓5～10分鐘。手法動作應協調、緩和，力道應均勻、適中。

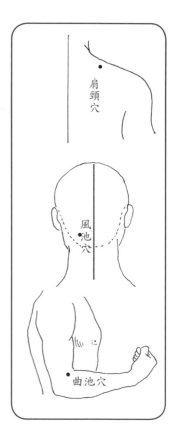

**專家建議**

　　預防頸椎病的發生，最重要的是坐姿要正確，使頸肩部放鬆，保持舒適自然的姿勢。辦公室工作者還應不時站起來走動，活動一下頸肩部，使頸肩部的肌肉得到鬆弛。在工作1～2小時左右，有目的地讓頭頸部向前後左右轉動數次，轉動時應輕柔、緩慢，以達到各個方向的最大運動範圍為準，以使頸椎關節疲勞得到緩解。

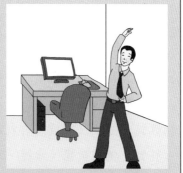

## 063 腱鞘炎指壓妙招

腱鞘炎的一般症狀大致如下：患者屈指不便，尤以早晨最為明顯，但活動後即見好轉。局部有壓痛和硬結。嚴重時可產生彈響，患指屈而難伸或伸而不能屈。在橈骨莖突處有疼痛、壓痛和局部性腫脹，有時可觸及硬塊。指活動困難，以早晨較為明顯，偶爾有彈響。

患處可用熱療、按摩及充分休息3週左右，特別要減少引起疾病的手工工作。局部封閉治療可使早期腱鞘炎得到緩解，每週封閉一次。上述方法治療無效或反覆發作時，應做腱鞘切開術，術後早期應做屈伸手指的活動，防止肌腱黏連。術後1個月內避免手工活動。早期應減輕手指的活動，使局部得到休息；推拿、針灸有一定療效；用醋酸氫化考的松、醋酸曲安奈德或醋酸強的松龍注入腱鞘內進行局封，有較好療效；對病程較長，反覆發作，上述療法無效者，可切開狹窄部分的腱鞘，並進行部分切除，使腱鞘不再擠壓肌腱，能達到根治的目的。也可以進行中醫小針刀閉合性鬆解，切開狹窄部分的腱鞘，效果也很好。

腱鞘是包繞肌腱的鞘狀結構。外層為纖維組織，附著在骨及鄰近的組織上，產生固定及保護肌腱的作用。內層為滑膜可滋養肌腱，並分泌潤滑液有利於肌腱的滑動。反覆過度摩擦可以引起肌腱及腱鞘炎症、水腫，纖維鞘壁增厚形成狹窄環，使肌腱在鞘管內滑動困難，形成狹窄性腱鞘炎。隨著電腦普及，使用電腦的

人越來越多，長期反覆以同一姿勢工作會造成腱鞘炎，給人們的工作和生活帶來痛苦和不便。若不及時治療，便有可能發展成永久性活動不便。腱鞘炎相當於中醫「傷筋」、「筋痺」的範疇。

##  指壓療法

### 方法1

（1）取坐位，患肢置於桌上。健側拇指和其餘四指合力，從肘關節至腕關節，自上而下，反覆拿捏約2分鐘。

（2）取坐位，患肢置於桌上。健側拇指螺紋面自前臂橈側中段至腕部，反覆摩揉約3分鐘。

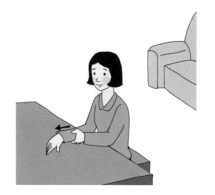

（3）取坐位，患肢屈曲，置於胸前。健側拇指螺紋面著力，從前臂橈骨莖突部的上端至腕部，反覆擦摩約1分鐘。

### 方法2

（1）患者仰臥位。施術者坐於患側，一手扶住前臂，另一手拇指端著力，分別按手掌背側合谷穴、腕關節背側橫紋正中直上2寸處外關穴、肘關節橫紋橈側盡頭下2寸處手三里穴各約1分鐘。

（2）患者仰臥位。施術者坐於患側，兩手交替著力，一手扶住腕部，另一手在腕部橈側疼痛處和周圍及其前臂部，做上下來回推揉約5分鐘。然後重點邊推邊揉腕部橈側痛處約2分鐘。

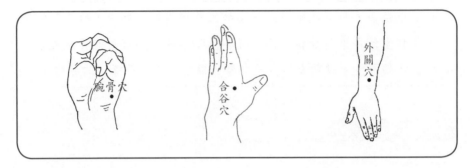

（3）患者仰臥位。施術者坐於患側，一手固定患肢前臂下端，另一手握住患者手掌近端，相對用力。在輕度牽拉下，將患肢緩緩旋轉，做掌屈、背伸及向尺側偏轉活動，反覆施術5～7次。

（4）患者仰臥位。施術者一手固定患肢前臂下端，另一手食、中指屈曲夾持患者拇指近側端，相對用力拔伸拇指約1分鐘。然後在繼續拔伸下，使拇指做內收、外展被動活動約1分鐘。

**專家建議**

　　注意患部的休息。由於腱鞘炎是反覆過度摩擦引起的炎症，因此，罹患過此病的人一定要避免過量的手工活動。在進行洗衣、做飯、編織毛衣、打掃衛生等家務時，要注意手指、手腕的正確姿勢，不要過度彎曲或後伸。提拿物品不要過重；手指、手腕用力不要過大。

# 064 腱鞘囊腫指壓妙招

腱鞘囊腫是發生於關節腱鞘內的囊性腫物，是關節囊周圍結締組織退變所導致的病症。囊腫內含有無色透明或橙色、淡黃色的濃稠黏液，多發於腕背和足背部。患者多為青壯年，女性多見。腱鞘囊腫以半球狀隆起於皮下淺表處，柔軟可推動，腕背或足背部緩慢發展的囊性腫物，表面光滑，邊界清楚，質軟，有波動感，無明顯自覺症狀或有輕微痠痛。囊液充滿時，囊壁變為堅硬，局部壓痛。本病相當於中醫「筋結」、「筋瘤」的範疇。

 ## 指壓療法

### 方法1

取坐位，患肢置於桌上並掌屈。健側拇指用力按壓破碎囊腫，同時自動反覆旋轉腕關節。然後摩揉囊腫及其周圍約5分鐘。

### 方法2

施術者用拇指點壓或按壓患側陽池、陽溪和外關穴，每穴100～200下，如能配合塗抹藥汁點按效果更好。每日1～2次。

### 方法3

雙手拇指指端用力擠壓囊腫表面，使囊腫泡壁破裂，囊中黏液可

在腱鞘及其他組織間被吸收而痊癒。

**方法4**

（1）患者坐位。施術者立於一側，一手握住患肢腕部，另一手拇指螺紋面揉囊腫及其周圍約3分鐘。

（2）患者坐位。施術者立於對側，兩手握住腕關節的遠端進行牽引、掌屈。同時兩拇指置於囊腫的兩側，向中間對擠、按壓破碎囊腫。然後一手握住前臂，另一手拇指按揉囊腫處約5分鐘。

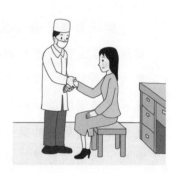

**專家建議**

指壓將囊腫擠破，除避免腕關節用力外，每日需在囊腫處摩揉5～7分鐘，以防復發。局部可濕熱敷。

## 065 直腸脫垂指壓妙招

直腸脫垂是一種原因不明的肛腸疾病，病程進展緩慢，以排便用力時直腸脫出肛外為主要症狀，有些患者尚伴有黏液血便、便祕和肛門部位墜脹等症狀。直腸黏膜脫垂常發生於6個月～2歲的嬰兒，直腸全層脫垂則好發於40～70歲的成年人。一般來說，直腸黏膜脫垂得不到有效的、及時的治療，可逐步發展為完全性

直腸全層脫垂。根據脫垂程度，臨床一般分為三期。Ⅰ期：排便或增加腹壓時，直腸黏膜脫出肛門外，便後能自行還納，脫垂長度一般不超過2公分。Ⅱ期：排便時直腸長期反覆脫出，使直腸黏膜充血、水腫、潰瘍、糜爛，因而常有帶血及黏液的分泌物流出肛門。此期直腸全層脫垂，需用手方可還納，脫垂長度在4公分左右。Ⅲ期：不僅在排便時直腸脫出，而且在咳嗽、打噴嚏、排氣、行走、久站、久坐時直腸都可能脫出肛門外，無法自行還納，脫垂長度在6公分以上。本病相當於中醫「脫肛」、「截腸」的範疇。

##  指壓療法

### 方法1

患者俯臥位。施術者用兩拇指按壓雙承山穴30～50下；接著以中指點壓長強穴50～100下。每日1次。

### 方法2

患者仰臥位，屈曲兩膝。施術者用掌根或大拇指腹按揉關元穴30～50下。更換俯臥位，施術者以指端點壓長強穴30～50下，再以拇指腹自尾骨端（長強穴）向上推按至第2腰椎棘突下（命門穴），反覆5～10遍。最後用中指點壓百會穴30下（囟門未閉者禁用）。每日1次。

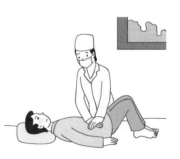

**專家建議**

　　採取相關措施可防止或減輕直腸脫垂。①及時治療腹瀉以及感染性腸炎，對兒童腹瀉及痢疾要特別重視。②多食蔬菜，防止便秘。③養成良好的如廁習慣，忌久蹲廁所，強行排便。④及時治療百日咳、肺氣腫等能增加腹壓的疾病。⑤婦女分娩後要充分休息。⑥從事重體力工作者要適當注意休息。⑦經常做提肛運動，以增加肛門括約肌的功能。

## 066 足跟痛指壓妙招

　　足跟痛又稱跟痛症，是指患者在行走或站立時足跟底部有局限性疼痛。中老年人，尤以體虛較肥胖者易患此症，可能與老年退行性變有關係。本病主要症狀為足跟底部行走或站立時疼痛，並多在跟骨內側下方有顯著疼痛。起床踏地時痛重，稍活動後則疼痛減輕，但行走過久疼痛又加重。可因受寒而誘發。X光片顯示多數軟組織增厚或有跟骨刺。

 **指壓療法**

**方法1**

　　（1）取坐位。一手拇指和其餘四指合力，捏拿小腿後側。從小腿上端至足跟，反覆施術約2分鐘。

　　（2）取坐位，患側小腿置於健側膝關節上方。一手握住患側足

背，另一手掌指置於足跟及其周圍，反覆擦摩約5分鐘。

（3）取坐位，患側小腿置於健側膝關節上方。一手握住患側足背，另一手半握拳，用下拳眼拍打足跟底部，反覆施術約1分鐘。

### 方法2

（1）患者俯臥位。施術者立於一側，一手扶住小腿部，另一手拇指端著力，分別點按患肢小腿後側正中「人」字形凹陷處承山穴、跟腱與外踝之間凹陷處崑崙穴，每穴各約1分鐘。

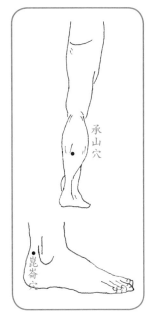

（2）患者俯臥位。施術者坐於下方，兩手掌指交替著力，一手固定患肢足底部，另一手掌心置於足跟底部，用掌指著力，反覆揉摩足跟底及其周圍約10分鐘。

（3）患者俯臥位。施術者坐於下方，一手固定患肢足跟，另一手拇指端用力，按撥患部痛點處，反覆施術約2分鐘。

（4）患者仰臥位。施術者坐於下方，一手固定患側足跟部，另一手握住足蹠部，反覆背伸、蹠屈和順逆時針方向搖動踝關節，共約1分鐘。

### 方法3

施術者用拇指依次按壓患側太溪、承山穴各100～200下。如痛連踝，再用拇指和食指按撥內踝、外踝後下方筋腱各20～30下。每日1～2次。

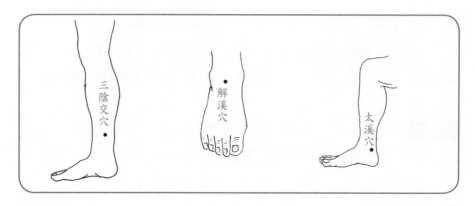

### 方法4

　　施術者五指聚攏平齊，呈梅花形狀，叩擊足跟疼痛點200～300下。早晚各1次。如術後用熱醋浸泡患部20～30分鐘，效果更好。

### 方法5

　　（1）患者俯臥位，施術者位於患者足部，找到足跟部的疼痛點，用掐法在痛點反覆施術3～5分鐘。

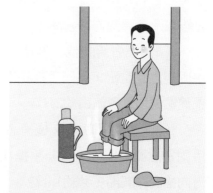

　　（2）緊接上法，指壓患足三陰交、崑崙、解溪、承山等穴。每穴1～3分鐘。

　　（3）施術者指壓患足踝部、足背和足底，約3～5分鐘，以內外踝部為重點。

　　（4）指壓患者足跟部約5～10分鐘為結束。

專家建議

每日或隔日指壓1次。每天用熱水浸腳約30分鐘。

# 067 肋間神經痛指壓妙招

　　肋間神經痛又名肋間神經炎，是肋間神經由於不同原因所致的損害。胸椎退變、胸椎結核、胸椎損傷、胸椎硬脊膜炎、腫瘤、強直性脊柱炎等疾病或肋骨、縱膈、胸膜病變，可使肋間神經受到壓迫、刺激，出現炎性反應，從而出現胸部肋間或腹部疼痛。原發性肋間神經痛極少見，繼發性者則多與病毒感染、毒素刺激，機械損傷及異物壓迫等有關。其疼痛性質多為刺痛或灼痛，並沿肋間神經分布。咳嗽、深呼吸或打噴嚏時疼痛加重。疼痛多發於一側的一支神經。

 指壓療法

方法1

　　（1）拇指指端置於支溝穴上，其餘四指置於該穴背面，拇指用重力捏按支溝穴，每隔20秒鐘放鬆1次。反覆捏按5～7分鐘，直至局部出現明顯痠脹感為止。

　　（2）拇指指端置於太沖穴上，其餘四指置於足底，拇指用重力捏按太沖穴，

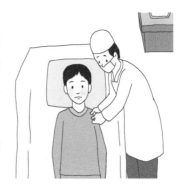

每隔20秒鐘放鬆1次。反覆捏按5～7分鐘,直至局部出現強烈痠脹感為止。

(3)拇指指腹置於內關穴上,食指指腹置於外關穴上,兩指用重力捏按,每隔20秒鐘放鬆1次。反覆捏按5～7分鐘,直至局部出現較強烈的痠重感為止。

(4)拇指指腹輕輕揉按期門穴,連續揉按3～5分鐘,直至局部出現輕微痠脹感為止。

(5)拇指指腹用重力揉按肝俞穴,每隔20秒鐘放鬆1次,反覆揉按3～5分鐘,直至局部出現較明顯的脹重感為止。

**方法2**

(1)患者取仰臥位,施術者先用雙手拇指揉中府、雲門穴1～3分鐘。

(2)緊接上法,指壓章門、期門穴3～5分鐘,力道不宜太重。

(3)患者俯臥位,先指壓天宗穴1～3分鐘,另一側同樣方法進行。

**方法3**

(1)推擦大椎穴。將右手4指併攏,緊貼在大椎穴上,適當用力反覆推擦0.5～1分鐘,至局部發熱為佳。可疏風散寒,調理肺氣。

(2)揉按肩井穴。將一手中指指腹放在對側肩部肩井穴上,適當用力揉按0.5～1分鐘。雙肩交替進行。可放鬆肌肉,活血通絡。

(3)掐合谷穴。將一手拇指指尖按在另一手的合谷穴上,其餘4指附在掌心,適當用力掐壓0.5～1分鐘,以有痠脹感為佳。雙手交替進行。可理氣通腑,解痙止痛。

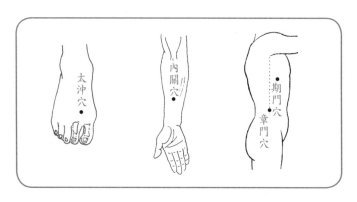

（4）按揉曲池穴。將一手拇指指腹放在對側曲池穴上，其餘4指附在肘後，適當用力按揉0.5～1分鐘。雙手交替進行。可疏風通絡，鎮靜安神。

（5）合按內關、外關穴。將一手中指和拇指指腹放在對側的外關穴和內關穴上，兩指對合用力按壓0.5～1分鐘。雙手交替進行。可安神鎮靜，和胃理氣。

**專家建議**

　　本病如單用指壓療效不佳，可配合理療或封閉療法。繼發性肋間神經痛應重視病因的治療。有些患者往往有胸椎關節的位置異常，透過胸椎復位手法進行治療後，疼痛就能明顯緩解。胸椎部位的疾病要即時治療，以免繼發肋間神經痛。坐位工作者要注意姿勢，避免勞累。

## 068 月經不調指壓妙招

月經不調是指月經週期不準、超前、延後、無定期，經量過多、過少，色澤紫黑或淡紅，經血濃稠或者稀薄等。月經不調會引起女性頭痛，並伴有頭暈、心悸、少寐，神疲乏力等症狀。行經期間經血如果過量，就會造成血液大量流失導致氣血虧損。如果不及時治療，就會出現貧血現象。月經不調的原因是複雜多樣的。特別是器質性原因引起的月經不調，如得不到及時治療，很可能會影響日後生育，而且還會影響身體健康。月經正常，對女性保持身體健康有著至關重要的作用。

 指壓療法

方法1

（1）取仰臥位，兩膝屈曲。兩手掌指重疊置於腹部，以肚臍為中心，在中、下腹部沿順時針方向反覆環形摩動約10分鐘，以局部有溫熱感為宜。手法要輕快、柔和，力道先輕後重。

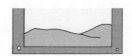

（2）體位自取。兩手拇指分別點按對側腕關節的腕橫紋掌

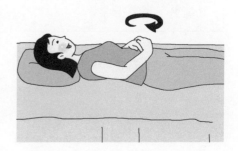

側正中直上2寸處的內關穴約半分鐘，以局部脹麻並向上臂肘部放散為宜。

### 方法2

（1）患者俯臥位。施術者立於一側，兩手掌指交替著力，從腰部至上背部沿足太陽膀胱經，邊推邊揉，反覆施術約5分鐘。

（2）患者俯臥位。施術者立於一側，一手扶其腰部，另一手緊貼骶部兩側八髎穴處，自上而下揉擦至尾骨兩旁約3分鐘。

（3）患者仰臥位。施術者站於一側，一手中指著力，垂直點按肚臍正中直下3寸處的關元穴約半分鐘，以局部出現痠脹感為宜。

（4）患者仰臥位。施術者立於一側，一手拇指端著力，分別垂直點按膝關節髕骨內上方2寸處血海穴約半分鐘，以局部有痠脹感為宜。

（5）患者仰臥位。施術者立於一側，一手中指端著力，分別垂直點按兩踝關節的內踝尖直上3寸三陰交穴約半分鐘，以局部有脹麻感為宜。

### 方法3

（1）患者取仰臥位，施術者用掌根揉腹法，在其下腹部反覆施術3～5分鐘。

（2）緊接上法，用右手拇指指壓神闕、氣海、關元、中極穴3～5分鐘。

（3）體位同上，施術者用指壓血海、三陰交穴3～5分鐘。

（4）患者俯臥位，施術者在腰骶部八髎、長強穴用指壓法反覆施術3～5分鐘。

專家建議

　　生育期女性要根據氣候環境變化，適當增減衣被，不要過冷過涼，以免招致外邪，損傷血氣，引起月經疾病。飲食應定時定量，不宜暴飲暴食或過食肥甘油膩、生冷寒涼、辛辣香燥之品，以免損傷脾胃而至生化不足，或聚濕生痰，或涼血、灼血，引起月經不調。要保持心情舒暢，避免過度憂思鬱怒損傷肝脾。要積極從事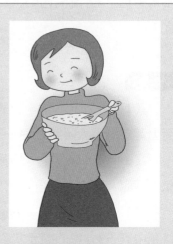工作（體力和腦力工作），但不宜過度勞累和劇烈運動，以免導致統攝失職或生化不足而引起月經疾病。要重視節制生育和節欲防病，避免生育、人工流產過多過頻而損傷沖任、精血、腎氣，導致月經疾病。

# 069 閉經指壓妙招

　　閉經是指從未有過月經或月經週期已建立後又停止的現象。年過16歲，第二性徵已經發育尚未來經者，或者年齡超過14歲、第二性徵沒有發育者，稱原發性閉經。月經已來潮又停止6個月或3個週期者，稱繼發性閉經。閉經的原因有功能性及器質性兩種。器質性因素引起的閉經要針對患者原發病進行治療。功能性閉經應根據病情給予適當的內分泌治療及中西醫結合治療。患者要去掉心理負擔、加強鍛鍊、充滿信心、積極配合治療。

## 指壓療法

### 方法1

（1）取仰臥位，兩膝屈曲。兩手掌指重疊置於中、下腹部，按順時針方向反覆旋轉摩動約10分鐘。手法要柔和，力道先輕後重，以腰部有熱感為宜。

（2）取坐位，腰部微屈。兩手手指併攏，掌指緊貼腰部，用力向下擦至骶部。如此連續反覆施術約2分鐘，以使局部有溫熱感為宜。

（3）體位坐、臥皆宜。兩手拇指指端交替著力，分別點按對側手掌拇、食掌骨之中點的合谷穴約1分鐘，以局部脹沉並放散至手指為宜。

### 方法2

（1）患者俯臥位。施術者立於一側，兩手掌指交替著力，沿脊柱兩側足太陽膀胱經，從上背至腰骶部，反覆推按約3分鐘。

（2）患者俯臥位。施術者立於一側，用兩手拇指端著力，分別按揉第9胸椎棘突下旁開1.5寸處的肝俞穴、第11胸椎棘突下旁開1.5寸處的脾俞穴、第2腰椎棘突下旁開1.5寸處的腎俞穴，各約半分鐘，以局部有痠脹感為宜。

（3）患者仰臥位。施術者立於一側，兩手拇指端著力，分別點按兩下肢膝關節的髕骨內上方2寸處的血海穴、膝關節外膝眼下3寸的足三里穴、踝關節內踝尖上3寸的三陰交穴，每穴各約半分鐘，以局部有脹麻感為宜。

（4）患者仰臥位，髖、膝屈曲。施術者兩手指著力，分別置於腹

部兩側，自上而下、自外向內沿任脈行徑，將腹部肌肉擠起，然後兩手交叉扣攏拿提、放鬆，反覆施術1分鐘。

## 方法3

（1）患者取仰臥位。施術者先用掌根揉其下腹部，順時針方向，反覆施術3～5分鐘。

（2）施術者再用指壓法在神闕、氣海、關元、中極穴反覆施術3～5分鐘。

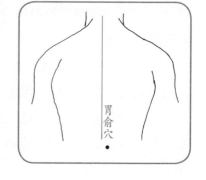

（3）緊接上法，施術者再指壓血海、三陰交、湧泉穴3～5分鐘。

（4）患者俯臥位。施術者指壓腎俞、肝俞、膽俞、胃俞、脾俞、八髎穴3～5分鐘。

### 專家建議

引起閉經的原因很多，應查明原因，給予對症治療。體質虛弱者應多食用一些具有補血、活血、通絡作用的食物，如雞蛋、牛奶、紅棗、桂圓、核桃、羊肉等。氣滯血瘀引起的閉經，可多食用一些具有行血化瘀

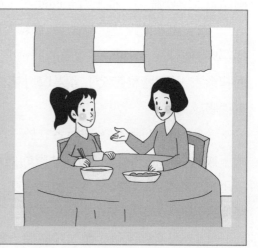

作用的食物，如生薑、紅棗、紅糖等。可將紅糖煎水代茶飲，或口服紅花酒等。極度消瘦的閉經者應特別重視改變飲食習慣，消除厭食心理，加強營養的全面供給，改善身體的營養狀況。全面合理的營養對促進青春期女性的生理發育，對防治閉經，都可產生積極的作用。

# 070 痛經指壓妙招

　　痛經是指經期前後或行經期間出現的下腹部痙攣性疼痛，並伴有全身不適，嚴重影響患者日常生活。經過詳細婦科臨床檢查未能發現骨盆腔器官有明顯異常者，稱原發性痛經，也稱功能性痛經。繼發性痛經則指生殖器官有明顯病變者，如子宮內膜異位症、骨盆腔炎、腫瘤等。

　　原發性痛經的病因目前尚未完全明瞭，有時與精神因素密切相關。也可能由於子宮肌肉痙攣性收縮，導致子宮缺血而引起痛經。多因子宮發育不良、子宮頸口或子宮頸管狹窄、子宮過度屈曲，使經血流出不暢，造成經血瀦留，從而刺激子宮收縮引起痛經。原發性痛經多能在生育後緩解。

　　繼發性痛經多見於生育後及中年婦女，因骨盆腔炎症、腫瘤或子宮內膜異位症引起。內膜異位症係子宮內膜組織生長於子宮腔以外，如子宮肌層、卵巢或骨盆腔內其他部位，月經期間因血不能外流而引起疼痛，並因與周圍鄰近組織器官黏連，而使痛經逐漸加重。

指壓療法

### 方法1

（1）取仰臥位，兩髖、膝屈曲。兩手掌指重疊置於腹部，以肚臍為中心，在中、下腹部沿順時針方向反覆環形摩動約10分鐘。手法要輕快、柔和，力道先輕後重。

（2）取坐位。兩手掌指併攏伸直，緊貼腰骶部皮膚，從腰部至骶尾部，自上而下反覆擦摩約3分鐘。

### 方法2

（1）患者仰臥位，兩下肢髖、膝屈曲。施術者立於患者一側，兩手拇指和四指合力，從肚臍下方開始拿提腹部皮膚，邊拿邊提邊放，逐漸下移至恥骨聯合處。反覆施術5～7遍。

（2）患者仰臥位。施術者立於患者右側，兩手拇指並置於左小腿內側至踝關節，從上至下逐漸下移。反覆施術約2分鐘，以局部有痠脹感並向足部放射為宜。然後換做右小腿部，方法亦然。

（3）患者俯臥位。施術者兩手掌指交替著力，從上背至腰骶部，在脊柱兩旁反覆推揉約5分鐘。

（4）患者仰臥位。施術者立於一側，一手中指端著力，分別點按兩踝關節的內踝尖直上3寸的三陰交穴約半分鐘，以局部有脹麻感為宜。

（5）患者仰臥位。施術者立於一側，一手拇指端著力，分別垂直點按兩膝關節髕骨內上方2寸處的血海穴約半分鐘，以局部有痠脹感為宜。

## 方法3

施術者兩手拇指同時按壓合谷穴和三陰交穴，每取同側，或左右交叉。每次按揉50～100下，再加持續按壓1～3分鐘。每日2～3次。

## 方法4

坐位或仰臥位。施術者用拇指（食指配合）扣掐承漿穴100～200下。每日2～3次。

## 方法5

患者俯臥位，施術者用掌根從背脊（至陽穴）至腰骶部按揉3～5遍；再用拇指重按輕揉十七椎下穴200～300下。然後先後點壓腎俞穴、次髎穴、三陰交穴，各50～100下，每日1～2次。

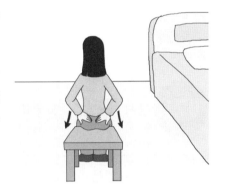

## 方法6

（1）中指指端用重力點按中極穴，每分鐘200次以上。連續點按2～3分鐘，直至局部出現明顯痠脹感為止。

（2）拇指指腹用重力揉按關元穴，每隔10秒鐘放鬆1次。反覆揉按2～3分鐘，直至局部出現明顯痠脹感為止。

（3）氣海、次髎兩穴的治療方法同中極穴。

（4）子宮、歸來、血海、地機四穴的治療方法同關元穴。

（5）拇指指腹用重力捏按三陰交穴，每隔20秒鐘放鬆1次。反覆捏按3～5分鐘，直至局部出現明顯痠脹感為止。

（6）拇指指端用重力捏按太沖穴，每隔10秒鐘放鬆1次。反覆捏按2～3分鐘，直至局部出現明顯痠脹感為止。

**專家建議**

痛經患者需注意並講究經期衛生，經前期及經期少吃生冷和辛辣等刺激性強的食物。平時要加強體能鍛鍊，尤其是體質虛弱者。還應注意改善營養狀態，積極治療慢性疾病。消除對月經的緊張、恐懼心理，解除心理顧慮，保持心情愉快。適當參加工作和運動，但要注意休息。疼痛發作時可對症處理，服用阿托品片及安定片，都可緩解疼痛。另外，喝一些熱的紅糖薑水也會收到良好效果。

## 071 功能失調性子宮出血指壓妙招

功能失調性子宮出血是指由於卵巢功能失調而引起的子宮出血，簡稱「功血」。表現為月經週期失去正常規律，經量過多，經期延長，甚至有不規則陰道出血等情況出現。本病分為無排卵型功血和有排卵型功血兩種，前者是排卵功能發生障礙，好發於青春期及更年期；後者係黃體功能失調，多見於育齡期婦女。現代醫學認為，機體受內外因素（如精神過度緊張、環境和氣候的改變、營養不良或代謝紊亂等）影響，可透過大腦皮質干擾正常生理功能，從而影響子宮內膜，導致功能失調性子宮出血。本病相當於中醫「崩漏」的範疇。

## 指壓療法

### 方法1

食指或拇指指腹用重力揉按中極穴，每隔10秒鐘放鬆1次。反覆揉按2～3分鐘，直至局部出現痠脹感為止。

### 方法2

關元、子宮、血海三穴的治療方法同前述之中極穴。

### 方法3

拇指指端用重力揉按次髎穴，每隔20秒鐘放鬆1次。反覆揉按3～5分鐘，直至局部出現明顯痠脹感為止。

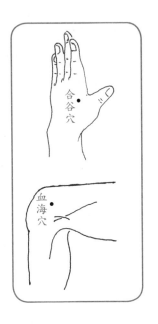

### 方法4

拇指指端用重力捏按合谷穴，每隔10秒鐘放鬆1次。反覆捏按2～3分鐘，直至局部出現較強烈痠脹感為止。

### 方法5

拇指指端用重力捏按太沖穴，每隔10秒鐘放鬆1次。反覆捏按2～3分鐘，直至局部出現較強烈的痠脹感為止。

方法6

拇指指腹用重力揉按三陰交穴，每隔10秒鐘放鬆1次。反覆揉按3～5分鐘，直至局部出現較明顯的痠脹感為止。

專家建議

患者要養成良好的生活習慣，減少外界不良刺激。出血期間注意休息，避免過度疲勞和劇烈運動，保證充足的睡眠。防止體力消耗，減少出血量。體質較差、貧血者應加強營養，改善全身情況。可適當補充鐵劑、維生素C和蛋白質。青春期功血主要給予己烯雌酚治療，可產生止血、調整月經週期、促進排卵的作用。停經期功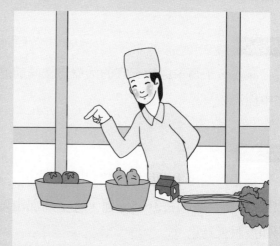血先行刮宮，病理檢查排除惡性變化。

青春期功能性子宮出血屬實熱者，飲食以清淡易消化為佳，忌食滋膩、溫熱動火之物，應多食綠葉菜和有止血作用的食物，如薺菜、黃花椰菜、蓮藕、芹菜、木耳等，還可以多食胡蘿蔔、番茄、百合等富含維生素的食物。青春期少女為滿足身體發育的需要，應補充蛋白質、鐵、銅、鋅、維生素A、維生素B群、維生素C、維生素E等。供給充足的營養素，對促進卵巢發育，預防青春期功能性子宮出血的發生有重要作用。

# 072 經前期緊張綜合症指壓妙招

經前期緊張症是指在月經來潮前數天的一系列症狀，如緊張、壓抑、易怒、失眠，煩躁、頭痛、腹脹、水腫、疲勞、乳房脹痛等。一般在月經來潮前7～14天出現症狀，經前2～3天加重，月經來潮後症狀隨之消失。大多數婦女都有輕度的經前期緊張症狀，少數患者可有精神症狀及性格和行為的改變，以致影響生活和工作。中醫認為：心血不足、肝鬱火旺、痰氣鬱結是導致本病的常見因素。指壓治療能寧神、解鬱、化痰。

 指壓療法

方法1

（1）患者坐位。施術者以雙手拇指或中指指端著力，自前額正中向兩旁抹至太陽穴，約2分鐘。

（2）患者坐位。施術者以拇指偏峰著力於兩眉連線的中點印堂穴，做一指禪推法或揉法，約2分鐘，以感到痠脹為準。

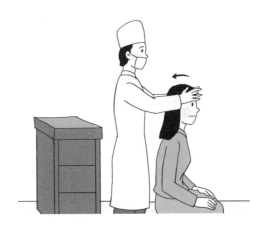

（3）患者坐位。施術者以拇指偏峰著力於前髮際正中直上0.5寸神庭穴，用一指禪推法或揉法，約2分鐘，以感到痠脹為準。

（4）患者坐位。施術者以拇指偏峰著力於太陽穴，推揉約2分鐘，以感到痠脹為準。

（5）患者坐位。施術者以拇指指端或螺紋面著力揉動胸鎖乳突肌與斜方肌之間凹陷中的風池穴，約2分鐘，以感到痠脹為準。

（6）患者坐位。施術者以拇指指端或螺紋面著力揉動百會穴，約2分鐘，以感到痠脹為準。

（7）患者坐位。施術者以拇指指端或螺紋面著力揉動臍上4寸小脘穴，約2分鐘，以感到痠脹為準。

（8）患者坐位。施術者以拇指指端或螺紋面著力揉動腕橫紋上2寸的內關穴，約2分鐘，以感到痠脹為準。

（9）患者坐位。施術者以拇指指端或螺紋面著力按壓揉動腕橫紋尺側端的神門穴，約2分鐘，以感到痠脹為準。

（10）患者坐位。施術者以雙手手掌小魚際著力自後向前摩擦兩胸脇部，擦至皮膚透熱為止。

（11）患者俯臥位。施術者以雙手拇指指端或螺紋面著力按壓揉動第3胸椎棘突下旁開1.5寸的心俞穴2分鐘，以感到痠脹為準。

（12）患者俯臥位。施術者以拇指指端或螺紋面著力揉動第9胸椎棘突下旁開1.5寸的肝俞穴2分鐘，以感到痠脹為準。

（13）患者仰臥位。施術者以拇指指端或螺紋面著力按壓揉動脛骨內側面後緣的足三里穴，約2分鐘，以感到痠脹為準。

**方法2**

（1）拇指指端用重力切按內關穴，每隔10秒鐘放鬆1次。反覆切按2～3分鐘，直至局部出現明顯痠脹感為止。

（2）中指指尖用重力切按人中穴，每隔10秒鐘放鬆1次。反覆切按1～2分鐘，直至局部出現明顯脹痛感為止。

（3）中指指端用重力按壓中極穴，每分鐘200次以上。連續按壓2～3鐘，直至局部出現明顯痠脹感為止。

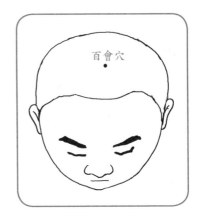

（4）拇指指端用重力揉按三陰交穴，每隔20秒鐘放鬆1次。反覆揉按3～5分鐘，直至局部出現明顯痠脹感為止。

（5）拇指指端用重力捏按太沖穴，每隔10秒鐘放鬆1次。反覆捏按2～3分鐘，直至局部出現強烈痠脹感為止。

（6）湧泉穴的治療方法與太沖穴相同。

**專家建議**

　　患者要注意勞逸結合，避免精神緊張，採用少鹽飲食。指壓治療本病有較好療效，若能結合精神治療，則療效更佳。定期做健康檢查和婦科檢查，以及早發現器質性疾病。

## 073 帶下病指壓妙招

成年健康女性陰道流出少量透明黏滑、白色或黃白色黏液，為正常生理現象，俗稱為白帶。若女性罹患生殖系統疾病，如陰道炎、子宮頸炎、骨盆腔炎、陰道內異物等，可出現白帶增多且色質異常，此稱為帶下病。臨床表現為外陰瘙癢、頭痛、口苦、精神疲倦、腰痛如折、腿軟無力、小腹冷痛等。中醫認為，本病多為肝鬱脾虛、濕熱下注，或腎氣不足、下元虧損所為，當以舒肝健脾、清熱利濕、溫腎固元、收澀止帶為治。

 **指壓療法**

（1）患者側臥位。施術者一手中指螺紋面著力，按揉兩側、第11肋骨前端下方、與肚臍平處帶脈穴各1分鐘。然後兩手指交替著力，沿兩側帶脈穴環行腰腹一周，邊按邊揉約5分鐘。

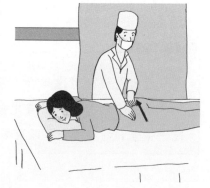

（2）患者仰臥位。施術者立於一側，兩手掌指交替著力，於下腹部從右至左，反覆摩動約2分鐘。然後一手掌指著力，於下腹部正中線，從肚臍至恥骨部，反覆振顫約1分鐘。

（3）患者仰臥位。施術者立於一側，兩手拇指端交替著力，分別按兩側踝關節內踝尖直上3寸三陰交穴、膝關節髖骨內上方2寸處血海穴、膝關節外膝眼下脛骨內髁下緣凹陷處陰陵泉穴，每穴各約1分鐘。

（4）患者俯臥位。施術者立於一側，兩手掌指交替著力，從腰部至骶部，從左至右，邊推邊揉反覆施術約5分鐘。

**專家建議**

　　預防本病一定要注意陰部清潔衛生，經期、產褥期、流產後更應特別注意。建議淋浴，使用公共浴盆前應做消毒處理，過性生活時事先要清洗性器官。經期、產褥期禁止性行為。醫生進行婦科檢查時應嚴格消毒，避免交叉感染。居室應保持良好的空氣，防止潮濕。加強體能鍛鍊，增強自身抵抗力。長期以坐位工作的婦女，易因骨盆腔充血而發生便秘、帶下增多等，故應在工作之餘參加各種體育活動。注意飲食衛生，勿過食辛辣厚味，以免滋生濕熱。

# 074 產後尿瀦留指壓妙招

　　尿瀦留是產褥期常見的不適病症，會給產婦帶來生理和心理上的諸多困擾。一般來說，在順產後4～6小時內就可以自行排尿了，但如果在分娩6～8小時後甚至在月子中，仍然不能正常地將尿液排出，並且還有膀胱飽脹的感覺，那麼就可能已經患上尿瀦留了。產後尿瀦留包括完全性和部分性兩種，前者是指自己完全

不能排尿，後者是指僅能解出部分尿液。產後尿瀦留不僅可能影響子宮收縮，導致陰道出血量增多，也是造成產後泌尿系統感染的重要因素之一。

 ## 指壓療法

（1）患者取仰臥位。施術者在患者的腹部施以指揉法，持續治療3～5分鐘。然後在腹部施以振顫法約3分鐘。

（2）患者取臥位。施術者在其腹部施以指按法，持續治療3分鐘。

（3）患者取俯臥位。施術者在患者腰骶部施以四指揉法和指按法，持續治療3～5分鐘。氣虛型指揉兩側肩井穴1～3分鐘，腎虛型指揉兩側的三焦俞、腎俞、八髎、命門等穴。每穴治療約半分鐘，以患者產生痠脹感為宜。氣滯型壓揉大杼、肺俞、三焦俞等穴，每穴治療約半分鐘，以患者產生痠脹感為宜。

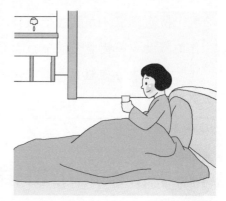

### 專家建議

產婦如果發覺自己有尿瀦留現象，應該及時尋求醫生的幫助，切不可聽之任之。處理該病的方法很多，比如指壓穴位、針灸推拿等。如果保守療法無效的話則可考慮留置導尿管。一般來

說，多喝水並採用簡易的輔助方法，就可以產生緩解尿瀦留的作用。多坐少睡，不要總躺在床上。因為躺在床上容易使你降低排尿的敏感度，有可能阻礙尿液的排出。順產產婦可於產後6～8小時坐起來；剖腹產的產婦術後24小時可以坐起。聽流水聲，利用條件反射解除排尿抑制，可使患者產生尿意，促使排尿。也可在浴盆內放上熱水，水溫控制在50℃左右，然後直接坐在熱水裡浸泡，每次5～10分鐘，也可以用熱水熏下身，讓水汽充分熏到會陰部，注意要保持身體不接觸水，以免燙傷。這兩種方法都可以促進膀胱肌肉的收縮，有利於排尿。

# 075 產後腹痛指壓妙招

產後腹痛是指分娩後發生的與產褥有關的小腹疼痛。胎盤娩出以後，由於子宮收縮，常有陣性腹痛發生，稱為產後痛或產後陣痛，一般於產後1～2天即出現，在產後3～4天自然消失，不需治療。若腹痛過期仍不消失或腹痛加重者，則應視為產後腹痛。中醫認為，血虛、寒凝、血瘀、食滯是本病發生的主要原因。指壓治療可以調養氣血、通絡止痛。

 指壓療法

方法1

（1）患者取仰臥位。施術者先用掌根揉法在肚臍以下反覆施術

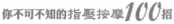

3～5分鐘，力道要輕而柔和。

（2）施術者指壓神闕、氣海、關元、中極穴3～5分鐘。

（3）緊接上法，指壓血海、三陰交穴3～5分鐘。

（4）患者俯臥位。施術者用多指揉在腎俞、肝俞、八髎穴反覆施術3～5分鐘。

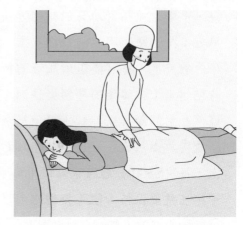

### 方法2

（1）患者仰臥位。施術者以右手置於左手背上。右手掌附著於胃脘部及小腹部，進行環形撫摩約3分鐘。

（2）患者俯臥位。施術者以拇指指端或螺紋面揉動第11胸椎棘突下旁開1.5寸脾俞穴，約3分鐘，以感到痠脹為準。

（3）患者俯臥位。施術者以手掌近小魚際側蘸少許冬青油膏，緊貼第2腰椎棘突下旁開1.5寸腎俞穴，左右橫向摩擦3分鐘，擦至局部發

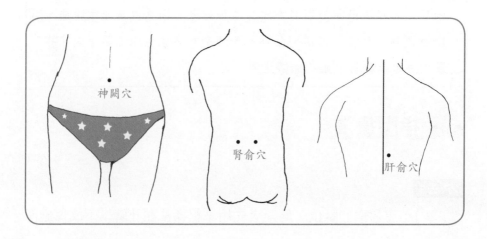

神闕穴

腎俞穴

肝俞穴

熱為止。

（4）患者坐位。施術者以拇指指端或螺紋面著力揉動手背腕橫紋上3寸支溝穴，約2分鐘，以感到痠脹為準。

（5）患者坐位。施術者以拇指指端或螺紋面著力按壓揉動手背合谷穴，約2分鐘，以感到痠脹為準。

（6）患者仰臥位。施術者以拇指指端或螺紋面著力按壓揉動臍下3寸關元穴，約2分鐘，以感到痠脹為準。

（7）患者仰臥位。施術者以拇指指端或螺紋面著力按壓揉動臍下4寸中極穴，約2分鐘，以感到痠脹為準。

（8）患者仰臥位。施術者以拇指指端或螺紋面著力按壓揉動足三里穴，約2分鐘，以感到痠脹為準。

（9）患者仰臥位。施術者以拇指指端或螺紋面著力按壓揉動內踝上3寸三陰交穴，約2分鐘，以感到痠脹為準。

**專家建議**

本病以腹痛為主，且產後體質較弱，指壓時手法宜輕。若是因生氣或精神刺激引起的腹痛，可在指壓的同時進行心理疏導，以解心結。

# 076 產後身痛指壓妙招

婦女產褥期間肢體關節疼痛，或兼有麻木、重著感，稱為產後身痛。又有產後遍身疼痛、產後痛風、產後周身痛、產後關

節痛等名稱。產後失血耗氣、體虛未復，或瘀血排出不暢，或邪氣乘虛入侵肌膚、經絡、關節，導致氣血阻滯而發生產後身痛。本病雖同「痺證」，但病在產後，與產褥生理密切相關，故與痺證同中有異。若及時扶正祛邪，常能痊癒。但氣阻日久，往往遷延至產褥期以後，濕聚成疾，痰阻經絡，從而加重經脈氣血的阻滯，或導致關節腫脹、屈伸困難，或導致肌肉失養而瘦削之難癒病症。

## 指壓療法

方法1

（1）患者取仰臥位。施術者用掌根揉法，在疼痛的部位進行大面積放鬆性的施術3～5分鐘。

（2）緊接上法，施術者用指壓法在痛點上進行施術。每個痛點施術1～3分鐘。

（3）患者俯臥位。施術者在患者脊柱或脊柱兩側反覆採用掌根揉或多指揉3～5分鐘，力道不宜過重。

方法2

（1）患者俯臥位。施術者以拇指指端或螺紋面著力按壓揉動第2骶骨後孔次髎穴，約3分鐘，以感到痠脹為準。

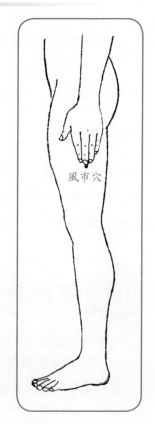

風市穴

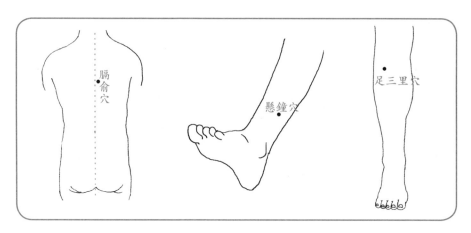

（2）患者仰臥位。施術者以拇指指端著力按壓揉動大腿外側中間風市穴3分鐘，以感到痠脹為準。

（3）患者仰臥位。施術者以拇指指端著力按壓揉動犢鼻穴下3寸，脛骨前脊外1橫指處足三里穴，約3分鐘，以感到痠脹為準。

（4）患者仰臥位。施術者以拇指指端或螺紋面著力按壓揉動外踝腓骨後緣懸鐘穴，約3分鐘，以感到痠脹為準。

（5）患者俯臥位。施術者以拇指指端或螺紋面著力按壓揉動第7胸椎棘突下旁開1.5寸膈俞穴，約3分鐘，以感到痠脹為準。

**專家建議**

產後多為血虛、體虛。在指壓治療時宜用健脾和胃、養血生新的穴位，以濡養氣血。產後身痛的指壓治療，手法宜補、宜輕、宜順時針。

產後身痛的食療，可選用黑豆250克、僵蠶250克，酒

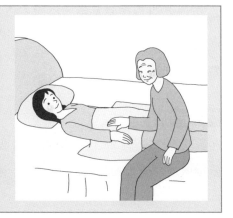

1000CC。將黑豆炒焦，以酒淋之，去渣，貯於淨器中；把僵蠶投入酒中，浸5日後取用。每次吃炒黑豆，飲僵蠶酒，每天2次，每次溫飲僵蠶酒50CC。有祛風功效。也可取獨活60克、大豆500克、當歸10克。將獨活去蘆頭後，與當歸一起搗碎研細，置於淨器中，以酒1000CC浸之。經一夜後，炒大豆令其青煙出，投入酒中密封，候冷，去渣備用。每日3次，每次溫飲1杯。有祛風補血功效。或者取煆海螺6克、雞蛋殼（焙乾的）6克、當歸30克，共研細末，每次服10克，以黃酒20CC調勻，白開水送服，每日2次。有養血潤燥、止痙功效。

## 077 產後便祕指壓妙招

產後飲食如常，數日不解大便或排便時乾燥疼痛、難以解出者，稱產後便祕。現代醫學認為產褥期中臥床較多，缺少運動，腹肌及骨盆底肌肉鬆弛，腸蠕動減弱，故易產生便祕。中醫認為，產後血虛津虧或陰虛火燥，導致腸道失於濡潤，大便燥結難解，亦可因產後氣虛、大腸失於傳遞而數日不能解便。

 指壓療法

方法1

（1）患者仰臥位。施術者用掌根揉在下腹部順時針方向施術3～5分鐘。

（2）緊接上法，施術者指壓大橫、天樞穴3～5分鐘，力道由輕漸重。

（3）患者俯臥位。施術者用雙手揉法，沿脊柱自上而下施術3～5分鐘。

（4）施術者用指壓法在委中、承山穴反覆施術，3～5分鐘。

### 方法2

（1）患者仰臥位。施術者以拇指偏峰或手掌緊貼臍上4寸中脘穴，做一指禪推或揉法，約2分鐘，以感到痠脹為準。

（2）患者仰臥位。施術者以拇指偏峰或螺紋面緊貼臍旁4寸帶脈穴，做一指禪推或揉法，約2分鐘，以感到痠脹為準。

（3）患者仰臥位。施術者以拇指偏峰推或中指揉肚臍中間的神闕穴約2分鐘，以感到痠脹為準。

（4）患者仰臥位。施術者以拇指偏峰推或螺紋面著力揉動臍下1.5寸氣海穴，約2分鐘，以感到痠脹為準。

（5）患者仰臥位。施術者左手置於右手背上，右手掌附於胃脘部

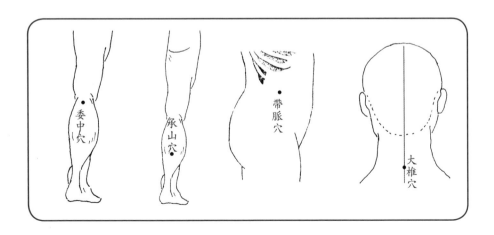

及小腹部，進行順時針或逆時針方向環形撫摩，約3分鐘。

（6）患者仰臥位。施術者以拇指指端或螺紋面著力按壓揉動腕橫紋正中直上2寸內關穴，約50次，以感到痠脹為準。

（7）患者仰臥位。施術者以拇指指端或螺紋面著力按壓揉動手背合谷穴，約2分鐘，以感到痠脹為準。

（8）患者仰臥位。施術者以拇指指端或螺紋面著力按壓揉動犢鼻穴下3寸、脛骨前脊外1橫指處足三里穴，約50次，以感痠脹為準。

（9）患者仰臥位。施術者以拇指指端或螺紋面著力按壓揉動內踝上三陰交穴50次，以感到痠脹為準。

（10）患者仰臥位。施術者以拇指指端或螺紋面著力按壓揉動內踝下緣照海穴，約50次，以感到痠脹為準。

（11）患者俯臥位。施術者以拇指橈側緣頂住皮膚，食、中兩指前按，三指同時用力捏拿大椎至長強穴的肌膚，雙手交替捻動向前推行，約5遍。

## 專家建議

產婦要注意飲食結構，多吃富含纖維質的食物，如蔬菜、水果。有的產婦產後1個月不下床，這樣會使新陳代謝減慢，也容易引起便祕。要適當活動，持續做產後保健操，養成定時排便的好習慣。大便已祕結且無法排出體外時，可使用通便劑及軟便劑，待大便軟化後排出。如果連續出現便祕可以用緩瀉劑。

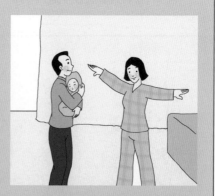

# 078 產後腰痛指壓妙招

產後腰痛即產後出現腰痛，與產後子宮收縮復舊引起的反射痛有關。產後腰疼是已生育女性中比較普遍的現象。一般有以下幾種原因：生理性缺鈣、勞累過度、姿勢不當、產後受涼、起居不慎以及腰骶部先天性疾病，都可能引發產後腰疼。分娩後內分泌系統尚未得到調整，骨盆韌帶還處於鬆弛狀態，腹部肌肉也由於分娩而變得較為鬆弛。加上產後照料寶貝要經常彎腰，或遇惡露排出不暢引起血瘀骨盆腔。因此，腰痛是很多產婦經常遇到的麻煩。

##  指壓療法

（1）患者仰臥位。施術者以右手掌掌根或掌面附著於腹部，做順時針方向環形撫摩，約2分鐘，以感到腹部發熱為準。

（2）患者俯臥位。施術者以拇指指端或螺紋面著力揉動第11胸椎棘突下旁開1.5寸脾俞穴，約2分鐘，以感到痠脹為準。

（3）患者俯臥位。施術者以拇指指端或螺紋面著力揉動第2腰椎棘突下旁開1.5寸腎俞穴2分鐘，以感到痠脹為準。

（4）患者俯臥位。施術者以拇指指端或螺紋面著力揉動第5腰椎棘突下旁開1.5寸關元俞穴，約2分鐘，以感到痠脹為準。

（5）患者俯臥位。施術者以拇指指端或螺紋面著力揉動第4腰椎棘突下旁開1.5寸大腸俞穴2分鐘，以感到痠脹為準。

（6）患者俯臥位。施術者以拇指與食、中指對稱用力拿按膕窩橫紋中央委中穴5次，以感到痠脹為準。

（7）患者坐位。施術者以拇指與食、中指對稱用力拿捏腓腸肌兩肌腹之間凹陷的頂端承山穴5次，以感到痠脹為準。

（8）患者俯臥位。施術者以拇指、食指與中指指端或螺紋面著力揉動內踝上3寸後緣的三陰交穴，約2分鐘，以感到痠脹為準。

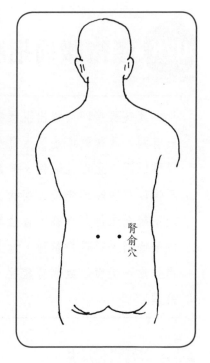

（9）患者俯臥位。施術者以掌近小魚際側蘸少許冬青油膏擦第2腰椎棘突下旁開1.5寸腎俞穴，以感到皮膚透熱為準。

（10）患者俯臥位。施術者以手掌近小魚際側蘸少許冬青油膏擦第2腰椎棘突下命門穴，以感到皮膚透熱為準。

（11）患者俯臥位。施術者以拇指指端點第1、2、3、4骶骨後孔八髎穴，約15次，以感到痠脹為準。

（12）患者俯臥位。施術者以手掌背近小指部分緊貼於其體表腰骶部，掌背持續不斷地來回滾2分鐘，以感到痠脹為準。

**專家建議**

從孕期即需開始預防腰痛，要均衡合理地進食，避免體重過重而增加腰部的負擔，造成腰肌和韌帶的損傷。注意充分休息，坐位時可墊枕頭、座墊一類的柔軟物，使自己感到很舒服，以減輕腰部的負荷。睡眠時最好取左側臥位、雙腿屈曲，減少腰部的負擔。

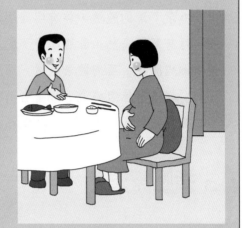

穿輕便柔軟的鞋子，不要穿高跟鞋。避免彎腰等腰部活動過大的舉動。在醫生指導下適當地做一些預防腰痛的體操。產後避免經常彎腰或久站久蹲。給嬰兒餵奶時注意採取正確姿勢。如果感到腰部不適，可按摩、熱敷疼痛處或洗熱水澡，以促進血液循環，改善腰部不適感。

# 079 急性乳炎指壓妙招

急性乳炎是由細菌感染所致的急性乳房炎症，常在短期內形成膿腫，多由金色葡萄球菌或鏈球菌沿淋巴管入侵所致。多見於產後2～6週哺乳婦女，尤其是初產婦。發病原因主要由於產後抵抗力下降、乳頭發育不良、排乳不暢；或乳汁生成過多而嬰兒吸吮少，不能及時排出，造成乳汁淤積；加之乳頭破損，細菌侵入

繁殖所致。早期有畏寒、發熱等全身症狀，繼而乳腺腫脹疼痛，出現界限不清的腫塊，伴有明顯觸痛、表皮微紅等。炎症繼續發展，可有寒顫高熱、乳腺疼痛加劇、表面紅腫發熱且有波動感，繼而形成膿腫，可向體表破潰。深處的膿腫如不及時切開引流，可能引起蜂窩性組織炎。嚴重者可伴有高熱、寒顫等全身症狀。本病相當於中醫「乳癰」的範疇。

##  指壓療法

### 方法1

（1）拇指指腹用重力揉按曲池穴，每隔20秒鐘放鬆1次。反覆揉按3～5分鐘，直至局部出現明顯痠脹感為止。

（2）拇指指尖用力切按內關穴，每隔20秒鐘放鬆1次。反覆揉按2～3分鐘，直至局部出現痠脹感為止。

（3）拇指指腹用較重的力道揉按肩井穴，每隔20秒鐘放鬆1次。反覆揉按2～3分鐘，直至局部出現痠脹感為止。

（4）拇指指腹用重力揉按天宗穴，每隔20秒鐘放鬆1次。反覆揉按2～3分鐘，直至局部出現痠脹感為止。

（5）拇指指腹輕輕揉按期門穴，連續揉按3～5分鐘，直至局部出現痠脹感為止。

（6）拇指指腹用重力揉按梁丘穴，每隔20秒鐘放鬆1次。反覆揉按3～5分鐘，直至局部出現明顯痠脹感為止。

（7）拇指指尖用力切按太沖穴，每隔20秒鐘放鬆1次。反覆切按2～3分鐘，直至局部出現較明顯痠脹感為止。

### 方法2

（1）患者可先取仰臥位，施術者先用指摩法在患側乳房周圍硬結處或相應位置，反覆施術3～5分鐘。

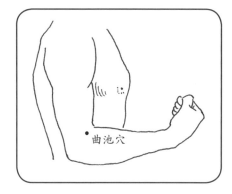

曲池穴

（2）緊接上法，施術者以雙側掌根揉法在乳房周圍硬結處，反覆施術3～5分鐘。

（3）患者改成坐位，施術者用手掌小魚際部緩慢地從乳房周緣推向乳頭處，反覆施術5～10分鐘。

（4）施術者採用循經指壓法，用雙手拇指指壓血海、三陰交、足三里穴3～5分鐘。

### 專家建議

預防乳炎的主要措施是防止乳汁淤積和細菌感染。乳頭破裂既容易導致乳汁淤積，又有可能因傷口而發生細菌感染。懷孕6個月以後，每天用毛巾蘸水擦洗乳頭做好哺乳準備。哺乳時不要讓小兒養成含著乳頭睡眠的習慣。哺乳後用水洗淨乳頭，用細軟的布襯在乳頭與衣服之間，避免擦傷。

輕度乳頭破裂仍可哺乳，哺乳後在局部塗敷10%複方安息香酸酊，或10%魚肝油鉍劑，下次哺乳前洗淨。重度乳頭破裂者，哺乳時疼痛劇烈，可用乳頭罩間接哺乳；或用吸奶器吸出後，用奶瓶哺食小兒；對乳頭上的痂皮，不要強行撕去，可用植物油塗抹，待其變軟，慢慢撕掉。

產後應儘早哺乳。哺乳前熱敷乳房以促進乳汁通暢。如果產婦感到乳房脹痛更要及時熱敷，熱敷後用手按捏乳房，提拔乳頭。嬰兒吸吮能力不足或嬰兒食量小而乳汁分泌多者，要用吸奶器吸盡乳汁。注意清洗乳頭、滌除乳腺管口積垢。

# 080 乳腺增生指壓妙招

乳腺增生病既非腫瘤，亦非炎症，而是乳腺導管和小葉在結構上的變化。乳腺增生包括兩種情況：一是單純性乳腺上皮增生，因為以乳腺疼痛為主，故又稱之為乳痛症；另一種是囊性乳腺上皮增生，因以囊性變為主，又叫作慢性囊性乳腺病。乳腺增生以乳房出現腫塊為特徵，且此腫塊和疼痛與月經週期有關。本病以育齡婦女多見，其中不育或不哺乳者的發生率相對要多一些，本病也可見於未婚婦女或更年期婦女。乳腺增生病相當於中醫「乳癖」的範疇。中醫認為，思慮傷脾，鬱怒傷肝，以致氣滯痰凝而成；或沖任失調，經絡失養而成本病。

指壓療法

**方法1**

（1）食指指腹輕輕揉按乳根穴，連續揉按3～5分鐘，直至局部出現脹感為止。

（2）拇指指腹輕輕揉按膻中穴，連續揉按3～5分鐘，直至局部出現脹感為止。

（3）拇指指腹置於內關穴上，其餘四指置於該穴背面，拇指用力捏按內關穴，每隔20秒鐘放鬆1次，直至局部出現明顯痠脹感為止。

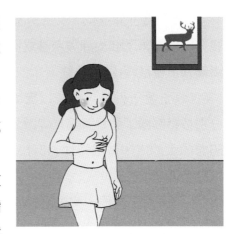

（4）拇指指腹用重力揉按肩井穴，每隔20秒鐘放鬆1次，反覆揉按3～5分鐘，直至局部出現明顯痠脹感為止。

**方法2**

（1）妻子仰臥位，丈夫以右手大魚際按壓其前胸正中線平第4肋間隙處的膻中穴，按順時針方向揉動2分鐘，以感到痠脹為準。

（2）妻子仰臥位，丈夫以右手掌根著力按壓其臍上4寸處的中脘穴，按順時針方向揉動2分鐘，以感到痠脹為準。

（3）妻子仰臥於床，丈夫以雙手拇指指腹分別按壓其兩下肢外膝眼下3寸的足三里穴，環轉揉動2分鐘，以感到痠脹為準。

（4）妻子仰臥於床，丈夫以雙手拇指指腹分別按壓其兩下肢足內踝上3寸處的三陰交穴，做環轉揉動2分鐘，以感到痠脹為準。

（5）妻子仰臥位，丈夫以雙手拇指指腹分別按壓兩下肢內踝與跟腱之間凹陷處的太溪穴，做環轉揉動2分鐘。

（6）妻子仰臥，丈夫以雙手拇指指腹分別按壓其兩下肢足背第1、2蹠骨底之間凹陷處的太沖穴，做環轉揉動2分鐘，以感到痠脹為準。

（7）妻子坐位，丈夫站在其身後，以雙手掌面分別放在妻子兩側脇肋部，做由上向前下方的斜行往返擦動，稍用力，約5分鐘，以透熱為佳。

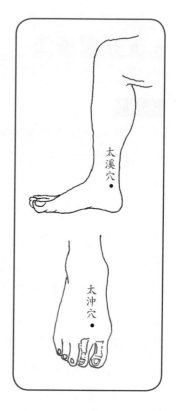

**專家建議**

使用外用藥要注意個體皮膚的反應。無論採用外治法中的哪種方法都要注意保護局部皮膚，掌握其適應範圍。比如直接灸法可灼傷皮膚，對乳房這個部位最好不要採用這個方法。炎熱季節人體出汗多，皮膚敏感，外用藥物時間宜短不宜長，如出現皮膚瘙癢等過敏現象應停用。

# 081 骨盆腔炎指壓妙招

骨盆腔炎是婦女骨盆腔內的生殖器官（子宮、輸卵管、卵巢）及其周圍結締組織發炎的總稱。急性發病時，有發熱、下腹痛和局部觸痛症狀。轉為慢性時，則有腰痠、月經不調和不孕等症狀。骨盆腔炎屬中醫學的「腹痛」、「癥瘕」範疇。慢性骨盆腔炎的患者常有急性骨盆腔炎病史、不孕病史。中醫認為，本病多因濕濁熱毒，寒濕凝滯，結於下焦，漸而氣滯血瘀，壅滯互結所致。急性期濕熱偏重，慢性期氣滯血瘀為多。

**方法1**

（1）取仰臥位，兩膝屈曲。兩手掌指重疊置於中下腹部，自右向左沿順時針方向反覆旋轉摩動約10分鐘。手法要輕快、柔和，力道先輕後重，以腹部有熱感為宜。

（2）取坐位，腰部微屈。兩手手指併攏，掌指緊貼腰部，用力向下擦摩至骶部，如此連續反覆施術約2分鐘，使皮膚微紅，有熱感為宜。

**方法2**

（1）患者仰臥位。施術者立於一側，兩手掌指交替著力，分別緊貼於患者下腹部兩側，由淺漸深，輕柔緩

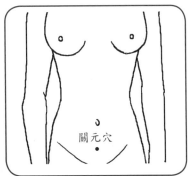

關元穴

和地反覆揉摩3分鐘。

（2）患者仰臥位。施術者立於一側，用中指端著力，分別垂直點按肚臍正中直下3寸處的關元穴；肚臍正中直下4寸處的中極穴；肚臍正中直下5寸、旁開2寸處的氣沖穴，每穴約半分鐘，以局部痠脹為宜。

（3）患者仰臥位，下肢伸直。施術者立於一側，兩手掌指交替著力，分別置於兩下肢大腿和小腿內側面，稍加用力，做來回不斷地直線推動約5分鐘。

（4）患者仰臥位。施術者立於一側，兩手拇指端著力，分別點按兩踝關節的內踝尖直上3寸的三陰交穴、兩膝關節的內膝眼下方脛骨內側髁下緣凹陷處的陰陵泉穴，各約半分鐘。以感覺麻、脹向下放散為宜。

**方法3**

（1）患者取仰臥位。施術者以順時針方向在下腹部採用掌根揉法，反覆施術3～5分鐘。

（2）緊接上法，指壓氣海、關元、中極、陰陵泉穴，反覆施術3～5分鐘。

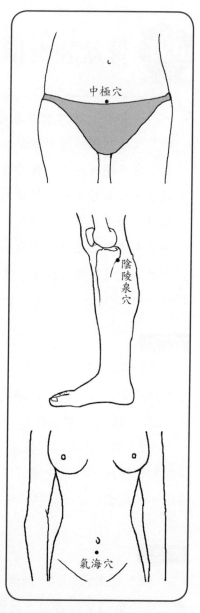

（3）患者俯臥位。施術者用掌根揉或多指揉法在脊柱或脊柱兩側，自上而下反覆施術3～5分鐘。

**專家建議**

要勞逸結合，適當學做一些強身體操，如太極拳、太極劍等，以促進康復。同時還要注意避孕，節制性生活，以減少人工流產及其他對子宮腔造成創傷的機會，防止細菌再次侵入。患者宜食用高蛋白、高維生素的營養飲

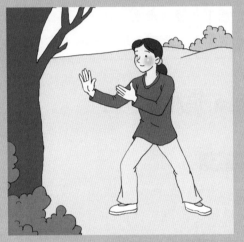

食，包括瘦肉、豬肝、豆腐、雞肉、水果、蔬菜等。菸、酒、濃茶等辛辣刺激性食物，則應嚴格禁止食用。局部熱敷治療可促進炎症吸收，加快血液循環，緩解組織黏連，改善局部營養，每天可用溫熱物品熱敷小腹部。在家中可用熱水袋、電暖器等，也可用粗鹽炒熱布包進行熱敷。

# 082 更年期綜合症指壓妙招

更年期綜合症是指50歲左右的婦女，卵巢功能開始衰退，導致內分泌功能紊亂，月經不調直至月經閉止，並出現一系列以

自主神經功能紊亂為主的症狀，稱為更年期綜合症。臨床表現有情緒易激動、煩躁不安、易怒、頭暈心悸、潮熱小汗、憂鬱、顏面與頸部潮紅、頭痛、耳鳴、失眠多夢等。本病相當於中醫學中「停經前後諸症」的範疇，是婦科常見病。主要病機為婦女在停經前後腎氣漸衰，沖任二脈虛衰，天癸漸竭，精血不足。由於體質因素、生活環境的影響，臨床症狀因人而異。

##  指壓療法

### 方法1

（1）先將兩手搓熱，然後順著鼻旁、眼圈、額部、耳旁做洗臉狀，反覆摩動約2分鐘。

（2）兩手手指微屈，彼此張開，插到頭皮上，輕輕來回交叉摩動，如同梳髮、洗頭狀，約2分鐘。

（3）兩手手指交叉抱著後頸部，頭稍向後仰，然後用掌根擠提後頸部約1分鐘。

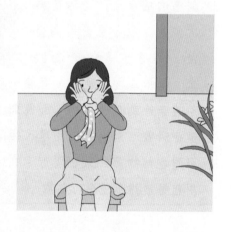

（4）取仰臥位，雙膝屈曲。兩手掌指相疊，以肚臍為中心，在中、下腹部，沿順時針方向摩動約5分鐘，然後再擴大範圍摩動全腹部約2分鐘。力道先輕後重，以腹內有溫熱感為宜。

（5）兩手拇指端著力，分別點按兩手腕關節腕橫紋掌側正中直上2寸的內關穴約半分鐘。

### 方法2

（1）患者俯臥位，將褲褪至尾骨下緣，上衣撩起至頸部。施術者站於其旁，兩手自然屈曲握成空拳，拇指伸張在拳眼上，食指和中指橫抵在尾骨下，兩手交替沿脊柱向上推進，同時兩手的大拇指將皮膚輕輕提起，隨捏隨推，推至第7頸椎為止，如此反覆3～5遍。在推捏過程中，每推捏3次，就需上提1次，以背脊皮膚出現微紅為宜。

（2）患者俯臥位。施術者站於其旁，兩手掌指交替著力，一手扶其腰部，另一手緊貼腰骶部皮膚，稍用力向下壓，向上下或左右方向直線往返，輕快急速擦之，以局部產生溫熱感為宜。

（3）患者仰臥位。施術者一手拇指端著力，分別點按兩下肢膝關節外膝眼下3寸處的足三里穴約半分鐘。

（4）患者仰臥位。施術者一手拇指端著力，分別點按兩下肢踝關節內踝尖直上3寸處的三陰交穴約半分鐘。

### 方法3

（1）拇、食指指腹輕輕揉按雙側風池穴3～5分鐘，直至局部出現輕微痠脹感為止。

（2）拇指指腹用較輕力道揉按內關穴，每隔半分鐘放鬆1次，反覆揉按2～3分鐘，直至局部出現痠脹感為止。

（3）拇指指腹輕輕揉按關元穴3～5分鐘，直至局部出現脹熱感為止。

（4）拇指指腹置於勞宮穴上，食指指腹置於該穴背面，兩指輕輕捏按勞宮穴，每隔20秒鐘放鬆1次。反覆捏按2～3分鐘，直至局部出現痠脹感為止。

（5）三陰交穴的治療方法與勞宮穴相同。

（6）拇指指尖用較輕力道切按太沖穴，每隔20秒鐘放鬆1次，反覆切按2～3分鐘，直至局部出現痠脹感為止。

（7）湧泉穴的治療方法同太沖穴。

### 方法4

（1）患者取仰臥位。施術者在腹部施以摩法，重點在中脘、氣海、關元等穴，摩腹約10分鐘。

（2）指壓中脘、膻中、氣海、關元、足三里、三陰交等穴，以痠脹為準。

（3）患者取俯臥位。施術者在其腰骶部施以指壓法，治療約5分鐘。

（4）然後在腰骶部施以指壓法。以局部有溫熱感為宜。指壓心俞、脾俞、肝俞、腎俞等穴。以痠脹為準。

### 專家建議

生活應有規律，注意勞逸結合，保證充足的睡眠，但不宜過多臥床休息。身體狀況尚佳時應主動從事力所能及的工作和家務，或參加一些有益的休閒活動和社交活動，以豐富精神生活，增強身體素質。保持和諧的性生活。

更年期是一個正常的生理變化過程，可持續幾個月甚至幾年，出現一些症狀是不可避免的，不必過分焦慮。要解除心理負擔，保持豁達、樂觀的情緒。注意改善人際關係，及時消除新發生的心理障礙。親屬應在精神及生活上多給予安慰和照顧，避免精

神刺激，這樣常可使症狀減輕，甚至不治而癒。飲食方面應適當限制高脂肪食物及糖類食物，少吃鹽，不吸菸，不喝酒，多食富含蛋白質的食物及瓜果蔬菜等。

# 083 陰道痙攣指壓妙招

陰道痙攣是女性性功能障礙的一種表現，主要指性交時陰道和盆底肌肉系統不自主的劇烈而持續的收縮，使勃起的陰莖無法插入，或雖能插入，但陰道口或深處產生疼痛及不舒適。陰道痙攣的產生主要與心理因素有關。有些患者性知識缺乏，對性交極端恐懼與焦慮。遭受過性侵害或陰道有創傷史的女性亦易產生。陰道痙攣可為外陰或陰道器質性病變所引起的一種自然保護性活動，但由於反覆疼痛形成的條件反射，有時即使原發病灶已消失或治癒，陰道痙攣仍可能持續存在。

##  指壓療法

### 方法1

中指指腹輕輕揉按會陰穴，每隔1分鐘放鬆1次。反覆揉按8～10分鐘，直至局部出現舒服的麻癢感為止，若能誘發性欲感則效果更佳。

### 方法2

中指指腹輕輕揉按曲骨穴，每隔1分鐘放鬆1次。反覆揉按3～5分

鐘,直至局部出現舒服的麻癢
感為止。

### 方法3

拇指指腹輕輕揉按關元
穴,每隔半分鐘放鬆1次。反
覆揉按3～5分鐘,直至局部出
現輕微麻脹感為止。

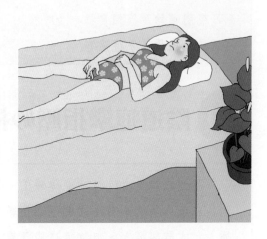

### 方法4

拇指指腹用較輕力道揉按子宮穴,每隔半分鐘放鬆1次。反覆揉按
3～5分鐘,直至局部出現痠脹感為止。

### 方法5

拇指指端用中等力道捏按
內關穴,每隔20秒鐘放鬆1次。
反覆捏按2～3分鐘,直至局部
出現較明顯痠脹感為止。

### 方法6

拇指指端用中等力道捏按
太沖穴,每隔20秒鐘放鬆1次。
反覆捏按2～3分鐘,直至局部
出現較明顯痠脹感為止。

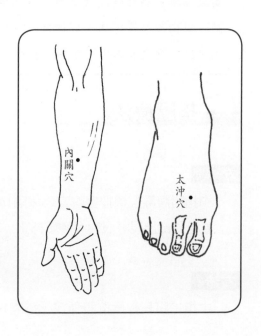

專家建議

在明確診斷、弄清原因的基礎上，可以對陰道痙攣有針對性的治療。如果是生殖器官的畸形或病變所致，消除和改善這些病因後，陰道痙攣即可被解除。如果陰道痙攣主要是心理因素或性交施術不當所致，夫婦雙方應進行性知識的學習，必要時在醫生的協助下進行陰道擴張治療。陰道擴張治療並不是真的用擴張器將陰道「擴張得又寬又鬆」，而主要是為證實陰道的容納能力，增強信心。可先由醫生做示範，當患者掌握後，可回家自行或讓丈夫協助擴張，每天3～4次，每次10～15分鐘。每天增加擴張器的號碼，直到擴張器達到4號或用兩根手指能進入陰道而不感覺疼痛時，夫婦雙方可以開始嘗試進行性生活。開始嘗試性生活時，丈夫要注意抑制自己迫切的性衝動，首先充分愛撫，等女方達到一定程度的性興奮時，再將陰莖慢慢插入陰道，而且在抽動時要緩慢、輕柔，幅度要小，一旦女方不能耐受時就要立即停止。最好是選擇女上位，由女方引導陰莖，控制動作。透過上述治療，大多數患者可以治癒，並逐漸建立起正常的性生活。

# 084 陽痿指壓妙招

陽痿是指青壯年男子臨房陰莖不能勃起，或勃起不堅，或堅而不久，以致不能完成正常性生活者，是男子性功能障礙中最常見的病症之一。中醫認為，本病多因腎虛、精神刺激，或縱欲過度、精氣虛損，或少年手淫、思慮憂鬱，或濕熱下注、宗筋弛縱

等因素所致。尤以腎陽虛和精神因素居多。採用指壓療法，常可奏效。

##  指壓療法

### 方法1

（1）取仰臥位。兩手掌指同時著力，分別推揉兩側下腹部，邊推邊揉約2分鐘。

（2）取仰臥位。右手掌心置於肚臍上，左手掌指重疊於右手背上，兩手同時著力，掌心旋轉摩肚臍約2分鐘。

（3）取坐位，腰部微屈。兩手手指併攏，掌指緊貼骶部，用力上下擦摩約2分鐘。

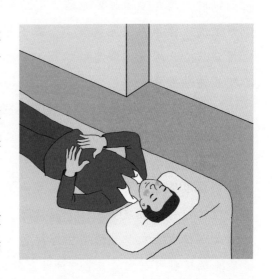

（4）取坐位。兩手握拳，背側掌指關節著力，分別按揉同側腰部約3分鐘。

### 方法2

（1）患者仰臥位。施術者立於一側，右手掌指置於患者下腹部，左手掌重疊於右手背上，兩手同時著力，反覆揉5分鐘。

（2）患者仰臥位。用拇指或中指端著力，點肚臍正中直下1.5寸處的氣海穴、肚臍正中直下3寸處的關元穴，每穴約半分鐘，以局部痠脹並放散至會陰部為宜。

（3）患者仰臥位。施術者立於一側，兩手拇指端著力，分別點按踝關節內踝尖直上3寸處的三陰交穴、膝關節內膝眼下脛骨內下緣凹陷處的陰陵泉穴，每穴約1分鐘。

（4）患者俯臥位，將褲褪下到尾骨下緣，上衣撩起至第7頸椎。施術者兩手自然屈曲成空拳，拇指伸張在拳根上，食指和中指橫抵在尾骨上，兩手交替沿脊柱向上推進，同時兩手的大拇指將皮膚輕輕提起，隨捏隨推，推至第7頸椎為止，如此反覆3～5遍。在推捏過程中，每推捏3次就須上提1次，以背脊皮膚出現微紅為宜。

（5）患者坐位。施術者坐於背後，兩手拇指同時著力，分別按揉兩側第2腰椎棘突下旁開1.5寸處的腎俞穴約1分鐘。

### 方法3

（1）拇指用中等力道揉按關元穴，連續揉按3～5分鐘，直至局部出現脹熱感為止。

（2）中極穴的治療方法與關元穴相同。

（3）拇指用重力揉按腎俞穴，每隔20秒鐘放鬆1次。反覆揉按3～5分鐘，直至局部出現明顯痠脹感為止。

（4）中指指腹輕輕揉按命門穴，連續2～3分鐘，直至局部出現脹熱感為止。

（5）拇指用重力捏按三陰交穴，每隔10秒鐘放鬆1次。反覆捏按2～3分鐘，直至局部出現明顯痠脹感為止。

（6）中指指腹用重力揉按次髎穴，每隔10秒鐘放鬆1次。反覆揉按3～5分鐘，直至局部出現明顯痠脹感為止。

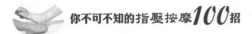 

**方法4**

（1）患者通常取仰臥位，施術者先用掌根揉法在腹部，自神闕向下揉至氣海、關元、中極穴3～5分鐘。

（2）用拇指點按法在中極穴，反覆施術3～5分鐘，用力要輕。

（3）用雙手拇指指壓雙側湧泉穴，反覆施術3～5分鐘。

（4）患者俯臥位，施術者用掌根揉法，在八髎穴反覆施術3～5分鐘。

---

**專家建議**

預防陽痿要充分認識精神因素對性功能的影響。不能因為一、二次性交失敗就沮喪擔憂，缺乏信心。夫妻雙方要增加感情交流，消除不和諧因素，默契配合，女方應關懷、愛撫、鼓勵丈夫，盡量避免流露不滿情緒，以避免給丈夫造成精神壓力。長期房事過度，沉浸於色情，是導致陽痿的原因之一。實驗證明，夫妻分床，停止性生活一段時間，避免各種類型的性刺激，讓中樞神經和性器官得到充分休息，是防治陽痿的有效措施。壯陽食物主要有羊肉、核桃等。

---

## 085 遺精指壓妙招

遺精是指不性交而精液自行外泄的一種疾病。遺精有夢遺和滑精之分。有夢而遺精者為夢遺；無夢而遺精，甚至在清醒時動念則精液自出者，為滑精。未婚男子1個月內有2～3次遺精，

屬正常現象，如超過4次，並出現精神萎靡、腰痠腿軟、心慌氣喘、多夢失眠等症狀時，則需要治療。中醫認為，遺精多為腎虛下元不固、君相火旺，或濕熱下注、擾動精室所為，當以滋陰降火、清熱化濕、補腎填精為治。

 ## 指壓療法

### 方法1

（1）取坐位。兩手掌指著力，緊貼皮膚，從腰部至骶部反覆用力擦摩約3分鐘。

（2）取站立位。每晚睡覺前深吸氣，將臀部及大腿用力夾緊，上提會陰部，同時收縮肛門，呼氣時全身放鬆。反覆進行約2分鐘。能增強體質，調節性神經生理功能，對治療遺精有良好的效果。

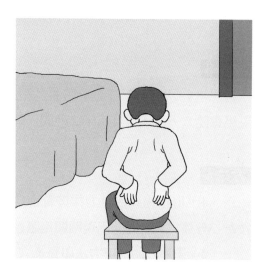

### 方法2

（1）患者仰臥位。施術者立於一側，兩手中指或拇指端著力，分別點按肚臍正中直下3寸處關元穴、肚臍正中直下4寸處中極穴、兩側踝關節內踝尖上3寸處三陰交穴、膝關節外膝眼下3寸處足三里穴，每

穴各約2分鐘。

（2）患者仰臥位。施術者立於一側，兩手適當著力於下腹部，自上而下，從左至右拿提腹肌，然後放鬆。反覆施術約2分鐘。

（3）患者仰臥位。施術者立於一側，一手扶住足背部，另一手拇指和食指、中指合力，分別揉捏兩側足趾關節。從足掌趾關節至趾端，反覆施術約5分鐘。

（4）患者俯臥位。施術者立於一側，兩手拇指端著力，分別按揉兩側第5胸椎棘突下旁開1.5寸處心俞穴、第2腰椎棘突下旁開1.5寸處的腎俞穴、第2腰椎棘突下旁開3寸處志室穴，每穴各約2分鐘。

### 方法3

患者仰臥位，下肢盡量屈曲並左右分開。施術者用食指或中指端點壓會陰穴，每天早晨起床、晚間入睡時各1次，每次點100～200下。

### 方法4

（1）拇指指腹用重力揉按腎俞穴，每隔20秒鐘放鬆1次。反覆揉按2～3分鐘，直至局部出現明顯痠脹感為止。

（2）志室穴的治療方法與腎俞穴相同。

（3）拇指指腹輕輕揉按關元穴3～5分鐘，直至局部出現脹熱感為止。

（4）拇指指腹用重力揉按三陰交穴，每隔20秒鐘放鬆1次。反覆揉按2～3分鐘，直至局部出現明顯痠脹感為止。

（5）拇指指端用重力捏按內關穴，每隔20秒鐘放鬆1次。反覆捏按2～3分鐘，直至局部出現明顯痠脹感為止。

**方法5**

（1）患者取仰臥位，施術者先用點揉法在下腹部的神闕、氣海、關元、中極穴反覆施術3～5分鐘。

（2）施術者用指壓法，指壓血海、陽陵泉、三陰交穴3～5分鐘。

（3）緊接上法，施術者用指壓法，指壓湧泉穴3～5分鐘。

（4）患者俯臥位，施術者用掌根揉法在脊柱或脊柱兩側，反覆施術3～5分鐘。

**專家建議**

遺精是男性正常生理現象，對身體和心理的健康都無害，因此不必驚恐、害怕。少年首次遺精時，往往有恐慌、驚奇、害羞等心理體驗。父母要關心子女的成長、發育。父親要向少年講述一般性知識，使之認識到遺精是正常生理現象，因而能採取正確的態度對待。

# 086 早洩指壓妙招

早洩是指男子性交時陰莖尚未接觸女子外陰，或尚未進入陰道，或陰莖剛進入陰道，就發生射精，隨後陰莖變軟，以致不能正常進行性生活的一種病症。中醫認為，本病的病位在心、肝、脾、腎，主要病理機制為腎氣虧虛、陰虛火旺，心脾兩虛，肝經濕熱，指壓療法對早洩有明顯療效。

## 指壓療法

**方法1**

（1）取坐位。右足放在左膝關節上，用右手拇指端點按右踝關節內踝尖直上3寸處的三陰交穴。然後換左側，方法亦然。

（2）取坐位。兩手握拳，用拇指指間關節屈曲之突出處，分別按揉第2腰椎棘突下旁開1.5寸處的腎俞穴約2分鐘。

（3）取站位或坐位。做呼吸運動，吸氣時收提陰囊、陰莖和肛門；呼氣時放鬆。如此反覆進行約3分鐘。

**方法2**

（1）患者仰臥位。施術者立於一側，兩手掌指交替著力，從肚臍至恥骨部，自下而上、從右至左，反覆輕柔緩和揉摩約5分鐘。

（2）患者仰臥位。施術者兩手分別著力，從上腹至下腹部拿提腹肌，反覆施術約2分鐘。

（3）患者仰臥位。施術者一手中指端分別點按肚臍下1.5寸處的氣海穴、肚臍下3寸處的關元穴，每穴約半分鐘。

（4）患者俯臥位。施術者立於一側，兩手交替著力，從腰部至骶尾部反覆擦摩約3分鐘。

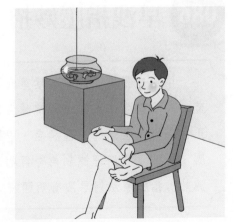

### 方法3

（1）拇指指腹輕輕揉按關元穴，連續3～5分鐘，直至局部出現痠脹感為止。

（2）食指指端用較重的力道捏按內關穴，每隔10秒鐘放鬆1次。反覆捏按2～3分鐘，直至局部出現較強烈的痠脹感為止。

（3）拇指指端用重力捏按太沖穴，每隔10秒鐘放鬆1次。反覆捏按3～5分鐘，直至局部出現較強烈的痠脹感為止。

（4）三陰交、湧泉穴的治療方法與太沖穴相同。

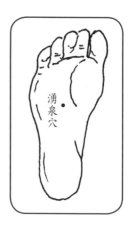

### 專家建議

　　早洩的原因較多，應針對不同病因，採用相應的對策。應當普及性知識，克服心理上的焦慮。性交前的安撫時間必不可少。男方須適當分散注意力，不能過分緊張。夫妻雙方配合，採用各種行為治療來延長發動射精的時間，同時配合藥物治療，使夫妻雙方在性交過程中有足夠的時間達到性興奮高潮。

　　早洩患者在食療方法上多採用溫腎助陽法，平時可多食動物腎、羊肉、鹿肉、麻雀、黃鱔、泥鰍、蝦、公雞、核桃仁、黑豆等；還須配合食用一些固精類食品，如芡實、蓮子、

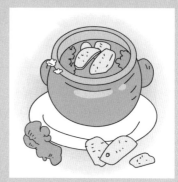

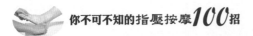

山藥、五味子、金櫻子、覆盆子等。患者表現為精神緊張、精液易洩、心煩盜汗、耳鳴腰痠等陰虛火旺徵象者，則切不可多食溫補助陽的食品，而應以清淡適口、富有營養之食物為宜。還可選用下列食療驗方：①鹿肉或羊肉250克，黑豆50克，加水煮熟，調以鹽、薑、五香粉及少量糖服食。②泥鰍3條，置鍋中加鹽少許及適量水，清燉至五分熟，加入豆腐3塊，再燉至泥鰍熟爛即可食用。③羊肉500克，仙茅、金櫻子各15克，加水及調味品適量，燉熟後棄藥渣，食肉飲湯。

# 087 陰莖異常勃起指壓妙招

陰莖異常勃起是指與性欲無關的陰莖持續勃起狀態。陰莖持續勃起超過6小時，便屬於異常勃起。陰莖異常勃起分為原發性和繼發性。按血液流動力學分為低血流量型和高血流量型。前者因靜脈阻塞，後者因異常動脈血注入。約30%～40%的陰莖異常勃起是原發性，大部分病因不明。繼發性病因有血栓栓塞性疾病、神經性疾病、腫瘤、創傷、感染或中毒、藥物、陰莖海綿體內注射血管活性劑等。

（1）中指指端用重力點沖按壓會陰穴1～2分鐘，每分鐘點按200次以上，直至局部出現強烈痠麻感為止。

（2）拇指指腹用重力捏按陰陵泉穴，每隔10秒鐘放鬆1次。反覆捏按2～3分鐘，直至局部出現強烈痠脹感為止。

（3）拇指指端用重力捏按太沖穴，每隔10秒鐘放鬆1次。反覆捏按2～3分鐘，直至局部出現強烈痠脹感為止。

（4）中指指端用重力按壓次髎穴2～3分鐘。每分鐘點按200次以上，直至局部出現麻脹感並向陰部放射為止。

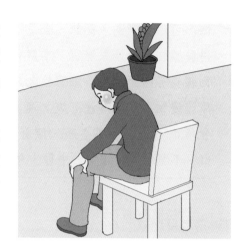

**專家建議**

陰莖異常勃起與性欲無關，排精後陰莖仍持續勃起，若不及時治療，可引起永久性陽痿。一般認為陰莖異常勃起在12小時內應緊急處理，一般不超過24小時。早期採用保守治療，若失敗可行手術治療，以達到恢復正常海綿體血液循環，使異常勃起消退的目的。預防陰莖異常勃起應保持樂觀豁達的心境，善於調節控制不良情緒。節制房事，避免強烈的性刺激。少吃肥甘厚味，少飲酒。不要濫用各種滋腎壯陽的補品。

# 088 前列腺炎指壓妙招

前列腺炎分為急性與慢性兩種。急性前列腺炎是細菌引起的前列腺腺體或腺管的急性炎症，以尿頻、尿急、尿痛，排尿困難，會陰部及腰骶、下腹、恥骨上等部位反射性疼痛為主要特

徵，可伴有寒顫、高熱、全身不適、倦怠無力等症狀。嚴重者可併發膿腫及急性尿瀦留。本病相當於中醫「淋濁」範疇。慢性前列腺炎有細菌性、非細菌性之分，多見於青壯年男子，以尿頻、尿流變細、尿末淋瀝不爽、滴出乳白色黏液為主要特徵，或伴有會陰部不適、小腹墜脹、腰脊痠痛等症狀，並可引起性功能障礙、不育。本病相當於中醫「精濁」的範疇。

 ## 指壓療法

### 方法1

（1）取仰臥位。兩手掌指分別置於下腹部兩側，同時著力，從上至下反覆斜推約5分鐘。

（2）取坐位，頭、胸稍向後仰。兩手掌指同時著力，從腰部至骶尾部反覆擦摩約5分鐘。

（3）取坐位。兩手分別捏對側大腿內側，從大腿根部至膝關節反覆施術約2分鐘。

### 方法2

（1）患者取仰臥位，施術者先用右手掌根揉，在下腹部反覆施術3～5分鐘。

（2）緊接上法。施術者用右手拇指指壓氣海、關元、中極穴3～5分鐘。

（3）施術者用雙手拇指指壓湧泉穴，力道由輕漸重，反覆施術3～5分鐘。

（4）患者俯臥位，施術者用掌根揉法在尾骶部反覆施術3～5分鐘。

**專家建議**

　　前列腺炎患者應注意自我保健，加強身體鍛鍊，預防感冒，積極治療身體其他部位的感染，提高機體的抵抗力。飲食宜清淡，忌酒及辛辣刺激之物，以免引起前列腺充血。節制房事，忌性交中斷，減輕前列腺充血。不宜長時間騎車和久坐。辦公室工作人員每隔1～2小時應站起來活動一會兒，以減輕前列腺充血。每日睡前熱水坐浴，定期進行前列腺按摩，可促進血液循環，有利炎性分泌物排出。

# 089 前列腺增生指壓妙招

　　前列腺增生又稱前列腺肥大，是中老年男性常見的疾病，大多數發生在50～70歲之間。本病的發生可能與內分泌和前列腺慢性炎症有關，表現為前列腺腺體增大，壓迫以致阻塞尿道前列腺部及膀胱頸，使膀胱逐漸擴張，膀胱肌肉肥厚，而後輸尿管也可發生擴張，引起腎功能減退。前列腺增生發病時常不顯著，病程相當長，患者逐步出現排尿次數增多的現象，尤其在晚間更為明顯。隨著前列腺增生腫大的不斷惡化，則可出現排尿困難，尿流變細或餘瀝不盡，伴有會陰部不適、墜脹疼痛，且向腰背部、陰莖、陰囊、大腿內側放射。如遇飲酒、勞累或氣候變化，可使前列腺進一步充血水腫，症狀就更加嚴重，甚至引起急性尿瀦留或血尿。

## 💿 指壓療法

### 方法1

（1）患者取仰臥位，施術者先用掌根揉氣海、關元、中極穴3～5分鐘。

（2）緊接上法。施術者可用右手的中指螺紋面用力，指壓會陰穴3～5分鐘，力道由輕漸重。

（3）患者俯臥位。施術者用右手拇指螺紋面，指壓八髎、長強穴5～10分鐘。

### 方法2

（1）丈夫仰臥位，妻子以一手中指指端輕輕按揉丈夫臍下1.5寸處的氣海穴，約2分鐘，以感到有微微的痠脹感為佳。

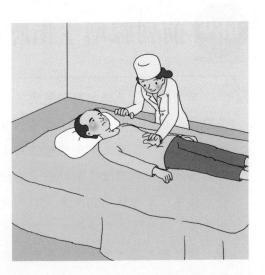

（2）丈夫仰臥位，妻子以一手中指指端輕輕按揉其臍下3寸處的關元穴，約2分鐘，以感到輕微的痠脹感為佳。

（3）丈夫仰臥位，妻子以一手中指指端按揉其臍下4寸處的中極穴，約3分鐘，以感到痠脹為佳。

（4）丈夫仰臥位，妻子以一手全掌按揉丈夫小腹部5分鐘，以透

熱為佳。

（5）丈夫仰臥位，妻子以一手拇指指端分別按揉其兩側內踝直上3寸處的三陰交穴，各1分鐘，以感到痠脹為佳。

（6）丈夫仰臥位，妻子以一手拇指指端分別按揉其兩下肢內踝與跟腱之間凹陷處的太溪穴，各1分鐘，以感到痠脹為佳。

（7）丈夫俯臥位，妻子以一手拇指指端按揉其第2腰椎棘突下的命門穴，約2分鐘，以感到輕微的痠脹為準。

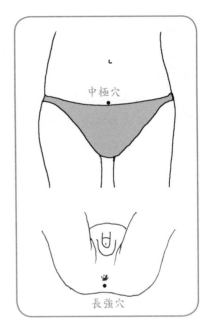

（8）丈夫俯臥位，妻子以一手拇指指端分別按揉第2腰椎棘突下旁開1.5寸處的腎俞穴，各2分鐘，以感到痠脹為準。

專家建議

對於前列腺增生患者來說，膏粱厚味、辛辣甘甜的飲食，常易引起濕熱內生，阻抑氣血運行。患者應注意飲食清淡，多食蔬菜水果，並保持排便通暢。指壓治療前列腺增生，5～10次為一療程，應持之以恆，不能心急。

# 090 帶狀皰疹指壓妙招

帶狀皰疹是由水痘帶狀皰疹病毒所引起的急性炎症性皮膚病。其主要特點為簇集水泡沿一側周圍神經作群集帶狀分布，伴有明顯神經痛。由於病毒具有親神經性，感染後可長期潛伏於脊髓神經後根神經節的神經元內，當機體抵抗力下降後，病毒活動繁殖而激發帶狀皰疹。本病中醫稱為纏腰火丹。帶狀皰疹多發於春、秋兩季，相當於中醫「纏腰火丹」、「蛇串瘡」的範疇。

 ## 指壓療法

（1）拇指指尖用重力切按支溝穴，每隔20秒鐘放鬆1次。反覆切按2～3分鐘，直至局部出現明顯痠脹感為止。

（2）拇指指端用重力捏按太沖穴，每隔20秒鐘放鬆1次。反覆捏按2～3分鐘，直至局部出現較強烈痠脹感為止。

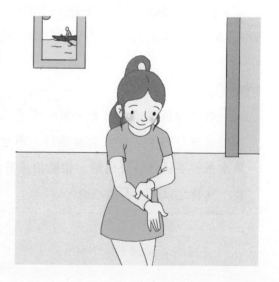

（3）拇指指腹用重力捏按陽陵泉穴，每隔20秒鐘放鬆1次。反覆捏按3～5分鐘，直至局部出現強烈痠脹感為止。

（4）拇指指腹用較重力揉按三陰交穴，每隔20秒鐘放鬆1次。反覆揉按2～3分鐘，直至局部出現明顯痠脹感為止。

（5）背俞穴的治療方法與三陰交穴相同。

**專家建議**

有的患者皮膚上可能會出現大皰、血皰，甚至糜爛，但是不要緊張，如果治療得當，10天左右即可痊癒，治癒後一般不會復發。患病期間多休息，給予易消化的飲食和充足的水分。忌吃油膩的食物、海鮮及蛋類，吃些清淡的食物。預防繼發細菌感染。不要摩擦患處，避免水皰破裂。可外用中草藥或利凡諾等皮膚科用藥濕敷，促使水皰乾燥、結痂。老年重症患者，尤其發生在頭面部的帶狀皰疹，最好住院治療，以防併發症的發生。帶狀皰疹的出現表明患者身體免疫力處於較低狀態，應及時採取相應的措施。

# 091 麥粒腫指壓妙招

麥粒腫，即瞼腺炎，因其紅腫似麥粒，故名之。瞼腺位於眼瞼組織深部，開口於瞼緣處，細菌可由開口處進入腺體而引起炎症。根據受損腺體組織的不同，有內外之分。外瞼腺炎也叫瞼緣癤，俗稱針眼，多為葡萄球菌感染所致。內瞼腺炎是瞼板腺的化

膿性炎症，較外瞼腺炎少見，但是疼痛更甚。中醫認為，本病多為風熱外襲，熱毒上熏，結聚胞瞼，致使局部紅腫痛熱，眼瞼部有圓形隆起，壓痛明顯，有時有波動，常於瞼緣處或瞼結膜內有黃白色膿點。當以疏風瀉熱、解毒散結為治。

 ## 指壓療法

（1）拇、食指指腹同時分別輕輕揉按兩側風池穴2～3分鐘，直至局部出現痠脹感為止。

（2）拇指指腹用較重力道捏按合谷穴，每隔20秒鐘放鬆1次。反覆捏按2～3分鐘，直至局部出現明顯脹重感為止。

（3）曲池穴的治療方法與合谷穴相同。

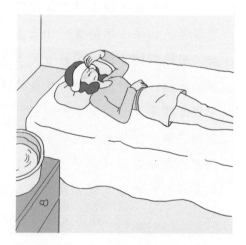

（4）拇指指尖用較重力道切按太沖穴，每隔10秒鐘放鬆1次。反覆切按1～2分鐘，直至局部出現痠脹感為止。

（5）拇指指腹用重力揉按陰陵泉穴，每隔20秒鐘放鬆1次。反覆揉按2～3分鐘，直至局部出現明顯痠脹感為止。

專家建議

麥粒腫在膿頭未形成之前可做熱敷，以促進化膿。較輕微的炎症也可在熱敷後完全消失。全身及局部使用抗生素也可促

進炎症的消失。一旦膿頭出現就應及時切開排膿，不要等到自行破潰，這樣可以減少疼痛，並可縮短療程。當膿頭出現時切忌用手擠壓。眼瞼血管豐富，眼的靜脈與眼眶內靜脈相通，又與顱內的海綿竇相通，而眼靜脈沒有靜脈瓣，血液可向各方向回流。擠壓會使炎症擴散，引起嚴重併發症，如眼眶蜂窩性組織炎、海綿竇栓塞甚至是敗血症，從而危及生命。局部可點眼藥，一般使用0.25％氯黴素眼藥水即可，入睡後可塗金黴素眼膏。不要用髒手揉眼睛，以免將細菌帶入眼內，引起感染。

# 092 近視眼指壓妙招

近視眼是指平行光線透過眼的屈光系統屈折後，焦點落在視網膜之前的一種屈光狀態。近視眼不能看清遠方的目標。發生的原因大多為眼球前後軸過長（稱為軸性近視），其次為眼的屈光力較強（稱為屈率性近視）。近視眼多發生在青少年時期，遺傳因素有一定影響，但其發生和發展與燈光照明不足、閱讀姿勢不當、近距離工作較久等有密切關係。

##  指壓療法

方法1

（1）取坐位。先將兩手掌指搓熱，然後兩手同時著力，分別沿鼻旁、眼圈、額部、耳旁做順逆時針方向轉圈摩動約1分鐘。

（2）取坐位。兩手中指端著力，分別按揉兩眼眉內側凹陷處的攢竹穴約1分鐘。力道要輕，以局部痠脹為宜。

（3）取坐位。兩手拇指端著力，同時點按頸後枕骨下的風池穴約1分鐘。

（4）取坐位。兩手交叉，中指端著力，分別按揉對側第7頸椎棘突與肩峰連線中點的肩井穴約2分鐘。

### 方法2

（1）患者仰臥位。施術者坐於頭後，兩手拇指或食指、中指螺紋面著力，自兩眉間開始，沿眉向兩側分推3分鐘，然後從內眼角經下眼眶至外眼角分推3分鐘。

（2）患者仰臥位。施術者坐於頭後，兩手中指端同時著力，分別點按同側眼內角的睛明穴約1分鐘。力道要輕，以局部痠脹為宜。

（3）患者坐位。施術者坐於背後，兩手拇指端同時著力，分別點按兩側第5胸椎棘突下旁開1.5寸處的心俞穴，第9胸椎棘突下旁開1.5寸處的肝俞穴。每穴各約1分鐘，以局部痠脹為宜。

（4）患者坐位。施術者立於背後，兩手十指微屈，指尖著力於頭部，快速擦梳、彈打頭皮約2分鐘。

### 方法3

閉眼，以拇指、食指先後壓按攢竹穴、耳垂眼點，各30～50下；再持續點壓風池穴，使脹痠感傳到頭頂、眉間為宜。最後指撥頸後兩大筋15下。術後，配合望遠5～10分鐘。每日1～2次。

### 方法4

用拇指和食指依次點壓攢竹、睛明、四白、太陽穴各32下。術畢，配合運睛、望遠處各5～10分鐘。每日1～2次。

### 方法5

（1）食指指腹輕揉睛明穴1～2分鐘，直至局部出現輕微脹感為止。

（2）攢竹、絲竹空兩穴的治療方法與睛明穴相同。

（3）食指指腹用中等力道揉按四白穴，每隔10秒鐘放鬆1次。反覆揉按1～2分鐘，直至局部出現明顯痠脹感為止。

（4）陽白、翳明兩穴的治療方法與四白穴相同。

（5）拇、食指指腹同時分別用中等力道揉按風池穴，每隔20秒鐘放鬆1次。反覆揉按2～3分鐘，直至局部出現明顯痠脹感並向眼區傳導為止。

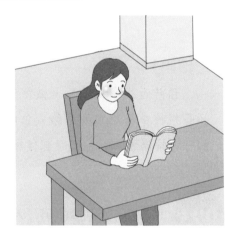

### 方法6

（1）患者取仰臥位，施術者取坐位於頭側。先用雙手在兩側眼部做放鬆性手法，反覆施術3～5分鐘。

（2）施術者用雙手拇指或單手指指壓睛明、印堂、魚頭、魚腰、魚

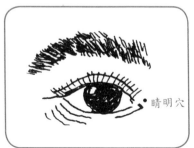

睛明穴

263

尾、四白、承泣穴，反覆施術5～10分鐘。

（3）指壓百會3～5分鐘為結束。

**方法7**

（1）患者仰臥位，施術者用右手拇指指壓印堂穴，反覆施術3～5分鐘。

（2）用右手拇指依序指壓睛明、四白、太陽穴。反覆施術3～5分鐘。

（3）用雙手拇指指壓百會，雙指交替指壓3～5分鐘。

（4）患者俯臥位，施術者指壓風池、風府穴，反覆施術3～5分鐘。

**專家建議**

　　預防近視眼的重點是做好青少年的視力保健工作。眼睛保健操是根據中醫推拿及經絡穴位的治療經驗，結合醫療運動而創造的一種按摩法，對保護眼部健康和預防近視眼具有積極作用。

# 093 耳鳴指壓妙招

　　耳鳴、聽力減退是聽覺異常疾患的症狀之一，常是由於聽覺功能紊亂引起，多與神經衰弱、貧血、高血壓、低血壓、梅里埃病或經常遭受噪音刺激有關，也與精神因素如暴怒、驚恐等有關。本病主要症狀為耳內自覺有各種不同的響聲，呈蟬鳴或機器

轟隆等狀，輕重不同，尤其在環境安靜時加劇，多伴有聽力減退的現象，以年長者為多見。

 ## 指壓療法

方法1

（1）取坐位。兩手食、中指著力，分別捏拿、提扯同側耳廓，重點放在耳垂、耳尖處，反覆緩慢施術約1分鐘。

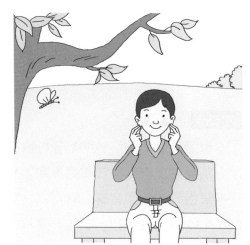

（2）取坐位。兩手掌著力，分別用掌心同時輕緩按同側耳孔，緊壓、急放3～5次。

（3）取坐位。兩手掌指微屈，分別用掌心同時緊壓同側耳孔，中指置於枕骨上，然後用食指端向下叩彈風池穴約1分鐘。

（4）取坐位。兩手食、中指螺紋面著力，分別置於同側耳廓兩旁。同時做上下反覆擦摩約1分鐘。

（5）取坐位。兩手握拳，拇指指間關節著力，分別同時按揉兩側第2腰椎棘突下旁開1.5寸處的腎俞穴，約2分鐘。

方法2

（1）患者仰臥位。施術者坐於頭後，一手食、中、無名指螺紋面

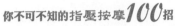

著力，置於患側耳區周圍，重點放在耳屏耳垂前後，反覆揉約3分鐘。

（2）患者仰臥位。施術者坐於頭後，一手中指端著力，按揉耳區乳突前下方凹陷處翳風穴約1分鐘。

（3）患者仰臥位。施術者坐於頭後，一手中指端著力點按耳屏前下頜骨髁狀突的後緣凹陷處聽宮穴，約1分鐘。

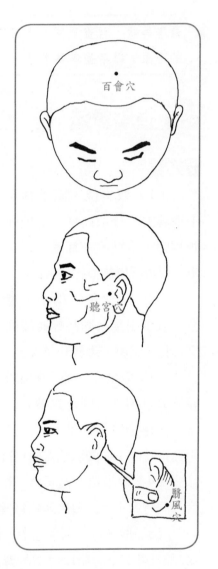

**方法3**

患者可自行用一手食指和拇指端分別點壓患側風池穴和翳風穴，另一手拇指同時按揉患側三陰交穴，各200～300下，每日1～2次。雙耳鳴者，可先左後右點穴治療。

**方法4**

患者自行以一食指端點壓患側翳風穴100下，再以拇指或中指點按中渚、百會穴各50下。每日1～2次。

**方法5**

（1）患者取坐位，施術者立於患耳的一側，用右手拇指或中指點揉聽會、耳門穴3～5分鐘。

266

（2）緊接上法，施術者點揉風池、風府穴3～5分鐘。

（3）患者體位呈俯臥位。施術者多指揉肝俞、膽俞、腎俞穴3～5分鐘。

### 方法6

（1）患者可取仰臥位。施術者取坐位於患耳的一側，用點揉法在耳周反覆施術3～5分鐘。

（2）施術者用右手中指指揉耳門穴1～3分鐘。

（3）施術者指壓翳風穴1～3分鐘，力道由輕漸重。

（4）施術者取太沖、湧泉穴進行指壓3～5分鐘。

每日早晚各做一次指壓。施術時用力要輕柔、動作要和緩。注意生活規律，勞逸結合，情緒穩定。

# 094 耳聾指壓妙招

聽覺系統的傳音、感音功能異常所導致的聽覺障礙或聽力減退，稱為耳聾。輕者為「重聽」，在一般情況下能聽到對方提高聲音時所說的話；重者為耳聾，聽不清或聽不到外界的聲音。耳部病變部位及性質不同，耳聾的程度即有所差異。幼童由於耳部發育不全或某些疾病引起耳聾後，無法學習語言，可致聾啞。從耳部病變損害的部位來講，耳聾可分為傳音性耳聾及感音神經性耳聾。外耳及中耳的病變阻礙聲波的傳導，即為傳音性耳聾。若

接受聲波的內耳或由內耳經聽神經路徑發生問題，影響聲音的感受，則為感音神經性耳聾。外耳、中耳、內耳三部分均有病變所致成的耳聾，稱為混合性耳聾。

##  指壓療法

方法1

（1）取坐位。兩手掌小魚際著力，分別同時揉兩側頭顳部凹陷處太陽穴。順時針方向揉半分鐘，然後再逆時針方向揉半分鐘。

（2）兩手中指指端著力，分別同時按兩側眼內角鼻骨旁睛明穴，約1分鐘。

（3）兩目微閉、略露一絲光線。兩手食、中指螺紋面著力，置於眼內角，沿眼眶的下緣，慢慢向眼外角分推；再沿眼眶的上緣慢慢推回眼內角。如此反覆推摩約2分鐘。

（4）兩手拇指微屈，餘指輕握拳，用拇指背側關節突出處，分別按揉第2腰椎棘突下旁開1.5寸處腎俞穴，約1分鐘。

（5）兩手掌稍用力，按壓左右耳孔，中指放在枕骨上。然後食指著力，同時彈啄頸後枕骨下方風池穴，約1分鐘。

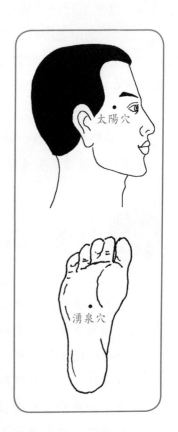

太陽穴

湧泉穴

（6）兩手中指著力，分別點按兩側耳屏前張口時凹陷處的聽宮穴，約1分鐘。

（7）兩手拇、食指著力，分別置於兩側耳廓，從上而下，從後向前，捏拿和提扯耳垂、耳尖，反覆施術約2分鐘。

（8）兩手拇指著力，分別同時按揉兩側耳垂後凹陷處翳風穴，先輕後重，緩緩按揉約2分鐘。以局部有痠脹感為宜。

**方法2**

（1）中指指尖用中等力道切按聽會穴，每隔10秒鐘放鬆1次。反覆切按1～2分鐘，直至局部出現痠痛感為止。

（2）拇、食指指腹分別同時用中等力道揉按雙側風池穴，每隔20秒鐘放鬆1次。反覆揉按2～3分鐘，直至局部出現痠脹感為止。

（3）拇指指端用重力捏按外關穴，每隔20秒鐘放鬆1次。反覆捏按2～3分鐘，直至局部出現明顯痠脹感為止。

（4）拇指指尖用較重力道切按丘墟穴，每隔10秒鐘放鬆1次。反覆切按1～2分鐘，直至局部出現較強烈的痠脹感為止。

（5）湧泉穴的治療方法與外關穴相同。

**方法3**

（1）患者取坐位。施術者用多指指壓耳周的諸穴，反覆施術5～10分鐘，以患側耳部為重點。

（2）緊接上法，施術者用右手拇指指壓風池、風府穴3～5分鐘。

（3）患者俯臥位。施術者再指壓腎俞、肝俞穴。反覆施術3～5分鐘。

（4）緊接上法，再指壓湧泉穴3～5分鐘。

**專家建議**

　　指壓對突發性耳聾有一定效果，若及早治療，聽力恢復較快。指壓時要排除雜念，用力宜輕柔，動作宜和緩。對於聽力損傷嚴重、耳中脹悶不適者，可配合使用血管擴張藥、神經營養藥和高壓氧治療。平時應積極預防感冒，避免過度疲勞及激動，對預防本病的發生有良好作用。

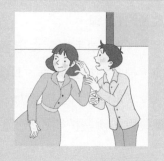

# 095 慢性鼻炎指壓妙招

　　鼻炎有急性鼻炎和慢性鼻炎之分。急性鼻炎是由病毒、細菌引起的鼻腔黏膜的急性炎症，以鼻塞、流涕、打噴嚏甚至嗅覺減退為其特徵，發病率較高。慢性鼻炎是一種常見的鼻腔黏膜下層的慢性炎症，伴不同程度的功能障礙，其發生和發展常與整體的健康狀況有關。慢性鼻炎可分為單純性鼻炎和肥厚性鼻炎兩類。單純性鼻炎以交替性或間歇性鼻塞、有黏液性分泌物、無明顯的嗅覺減退等為其特徵；肥厚性鼻炎多由單純性鼻炎轉化而來，以持續性鼻塞、說話鼻音重、分泌物比較黏稠、有明顯的嗅覺減退等為其特徵。中醫認為，鼻炎屬「鼻塞」範疇，多因外邪侵犯，脈絡受阻，壅塞鼻竅；或脾肺虛弱，肺氣失宣，脾失健運，氣血瘀滯，客於鼻竅所致。若遷延失治，又可轉為慢性。

## 指壓療法

### 方法1

　　施術者或患者自行以食指、中指、無名指分別置於囟會、上星和神庭穴，著力按揉50～100下（以鼻稍有涼意為宜），接著用拇指、食指點壓鼻梁穴50～100下，然後按揉迎香穴100下。以鼻有輕鬆、通氣感為佳。每日2～3次。

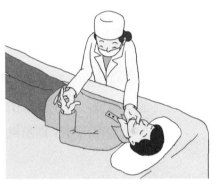

### 方法2

　　施術者或患者用拇指、食指按揉頸後雙風池穴，另一手點壓迎香穴，各100～200下。每日2～3次。

### 方法3

　　（1）拇指指尖用中等力道切按迎香穴，每隔10秒鐘放鬆1次。反覆切按1～2分鐘，直至局部出現輕微痠脹感為止。

　　（2）拇指指腹輕揉印堂穴2～3分鐘，直至局部出現輕微痠脹感為止。

　　（3）拇、食指指腹分別同時用中等力

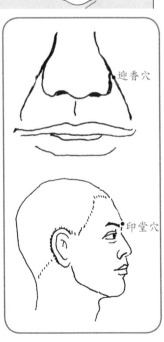

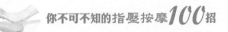
道揉按雙側風池穴，每隔20秒鐘放鬆1次。反覆揉按2～3分鐘，直至局部出現明顯痠脹感為止。

（4）拇指指端用重力捏按合谷穴，每隔10秒鐘放鬆1次。反覆捏按2～3分鐘，直至局部出現較強烈的痠脹感為止。

（5）拇指指腹用較重力道揉按肺俞穴，每隔20秒鐘放鬆1次。反覆揉按2～3分鐘，直至局部出現痠脹感為止。

**方法4**

（1）患者仰臥位，施術者先用右手拇指指壓印堂穴3～5分鐘。

（2）施術者雙手分別指壓山根、迎香穴3～5分鐘。

（3）施術者再用雙手指壓風池、風府穴3～5分鐘。

**專家建議**

平時要注意工作、生活環境的空氣清淨，避免接觸灰塵及化學氣體，特別是有害氣體。加強營養，增強正氣。加強鍛鍊，提高身體素質。改掉挖鼻孔的不良習慣。及時矯正一切鼻腔的畸形，如鼻中隔偏曲等。徹底治療扁桃腺炎、鼻竇炎等慢性疾病。慎用鼻黏膜收縮劑，尤其不要長期不間斷地使用。

# 096 扁桃腺炎指壓妙招

扁桃腺炎是一種常見的咽部炎症，多發於兒童和青年，主要是由於溶血性鏈球菌等感染所致，以扁桃腺腫大、咽部疼痛為

其特徵。扁桃腺炎有急性扁桃腺炎和慢性扁桃腺炎之分。急性扁桃腺炎多發病在季節更替、氣溫變化時，主要症狀為咽喉紅腫疼痛，扁桃腺腫大化膿。急性扁桃腺炎反覆發作，隱窩引流不暢，滲出物瀦留，可形成慢性扁桃腺炎。慢性扁桃腺炎多於勞累或感冒後加重，其腫痛多伴有咽部乾澀，病程較長。中醫認為，扁桃腺炎為「乳蛾」，多因內有積熱，又感風熱之邪，風熱相搏，氣血壅滯，結於咽旁等。

##  指壓療法

**方法1**

（1）拇指指尖用中等力道切按少商穴，每隔10秒鐘放鬆1次。反覆切按1～2分鐘，直至局部出現脹痛感為止。

（2）拇指指端用較重力道捏按合谷穴，每隔10秒鐘放鬆1次。反覆捏按1～2分鐘，直至局部出現較明顯痠脹感為止。

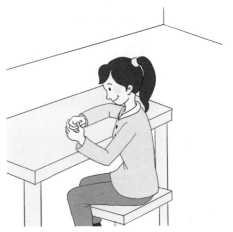

（3）拇指指尖用較重力道切按魚際穴，每隔10秒鐘放鬆1次。反覆切按1～2分鐘，直至局部出現明顯痠脹感為止。

（4）拇指指腹用重力捏按孔最穴，每隔20秒鐘放鬆1次。反覆捏按2～3分鐘，直至局部出現明顯痠脹感為止。

（5）曲池穴的治療方法與孔最穴相同。

（6）食指指腹用較輕力道揉按天突穴，每隔10秒鐘放鬆1次。反覆揉按1～2分鐘，直至局部出現輕微脹感為止。

### 方法2

（1）患者坐位，施術者站其身後，用雙手拇指偏峰推雙側胸鎖乳突肌與斜方肌之間凹陷處的風池穴2分鐘。施術時拇指偏峰一定要緊貼肌膚，不可跳動。

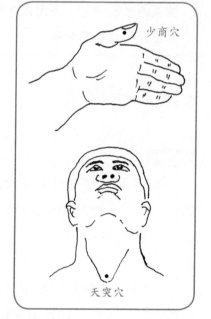

少商穴

天突穴

（2）患者坐位，施術者用右手拇指指端按揉後髮際正中直上1寸處的風府穴2分鐘，以感到痠脹為準。

（3）患者坐位，施術者用右手拇指指腹分別輕揉兩側頸上部的扁桃腺穴3分鐘，以患者感到輕微的痠脹為宜。

（4）患者坐位，施術者以雙手拇指和其餘手指相對用力捏拿兩側肩峰與大椎連線中點處的肩井穴5～7次，以患者感到較強的痠脹為準。

（5）患者坐位，施術者以中指指端輕輕按揉胸骨上窩正中處的天突穴1分鐘，以患者感到微微的痠脹為宜。

（6）患者坐位，施術者用一手拇、食兩指指腹輕揉喉結周圍2分鐘。施術時手法一定要輕柔。

（7）患者坐位，施術者以拇指指端按揉肘橫紋外端與肱骨外上髁連線中點處的曲池穴1分鐘，以感到痠脹為準。

（8）患者坐位，施術者以拇指指端按揉手背的合谷穴1分鐘，以患者感到痠脹為準。

**專家建議**

　　兒童時期是扁桃腺炎防治的重點時期。加強鍛鍊，特別是冬季要多參與戶外活動，增強身體對寒冷的適應能力，減少扁桃腺發炎的機會。保持口腔清潔，吃東西後要漱口。急性扁桃腺炎多為細菌感染所致，特別是鏈球菌、金黃色葡萄球菌等，必須使用抗生素，其中青黴素類最有效。慢性扁桃腺炎或扁桃腺肥大可做扁桃腺切除，現在多採用扁桃腺快速擠切術，醫生使用一種叫擠切刀的器械，在張口的一瞬間就能將扁桃腺全部切除。

# 097 慢性咽炎指壓妙招

　　慢性咽炎多發於成年人，常為上呼吸道感染或長期受到化學及物理刺激所造成。患者咽部有異物感，咽癢、發脹或乾燥。堵塞感較顯著，並隨吞嚥動作而上下。有時有晨間症候群，發生劇烈咳嗽、反射性噁心，伴有失眠、焦急不安、虛弱無力等。中醫認為，本病屬「喉痺」範疇，多因嗜食辛熱，過度飲酒，熱毒蘊積脾胃，上蒸咽喉所致。若急性失治，遷延日久，又可轉為慢性，形成陰虛火旺之證。指壓按摩對該病有一定治療效果。

##  指壓療法

### 方法1

施術者或患者自行以拇指端分別
掐壓合谷、魚際穴,每穴20~30下。
每日2~3次。

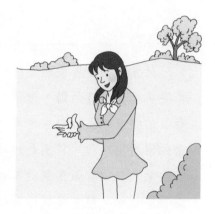

### 方法2

施術者用拇指端由輕漸重按揉患
側角孫穴約50~100下,患者同時做吞
嚥動作。如疼痛有所減輕,即行前後
按撥100下,上下推按20~30下。每日1~2次。

### 方法3

施術者或患者自行以拇指、食指和掐按壓耳垂扁桃腺點50~100
下,至耳部發熱。每日1~2次。

### 方法4

施術者以指端先在患者頸項部探壓並記下疼痛反應點(多出現
在胸鎖乳突肌腱上或前後緣),然後自上而下,逐穴點按,各15~30
下。如有喉部刺癢發緊、咽部異物感,再點洪音、天突穴。每日1~2
次。

## 方法5

（1）中指指腹輕輕揉按天突穴1～2分鐘，直至局部出現輕微脹熱感為止。

（2）拇指指尖用中等力道切按魚際穴，每隔10秒鐘放鬆1次。反覆切按1～2分鐘，直至局部出現痠脹感為止。

（3）照海穴的治療方法與魚際穴相同。

（4）拇指指腹用重力捏按三陰交穴，每隔10秒鐘放鬆1次。反覆捏按1～2分鐘，直至局部出現痠脹感為止。

## 方法6

（1）中指指腹用重力揉按天突穴，每隔20秒鐘放鬆1次。反覆揉按2～3分鐘，直至局部出現痠脹感為止。

（2）中指指腹用較重力道揉按啞門穴，每隔10秒鐘放鬆1次。反覆揉按1～2分鐘，直至局部出現脹重感為止。

（3）拇指指尖用中等力道切按通里穴，每隔10秒鐘放鬆1次。反覆切按1～2分鐘，直至局部出現脹痛感為止。

（4）拇指指端用重力捏按內關穴，每隔10秒鐘放鬆1次。反覆捏按1～2分鐘，直至局部出現明顯痠脹感為止。

（5）拇指指端用重力捏按合谷穴，每隔10秒鐘放鬆1次。反覆捏按1～2分鐘，直至局部出現明顯痠脹感為止。

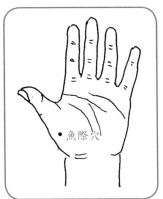

魚際穴

專家建議

　　注意口腔衛生，維持早晚及飯後刷牙或漱口的習慣。減少菸酒和粉塵刺激，糾正張口呼吸的不良習慣。應加強身體鍛鍊，增強體質，預防呼吸道感染，積極治療咽部周圍器官的疾病。合理安排生活，保持心情舒暢，避免煩惱鬱悶。務必讓室內空氣保持新鮮與合適的溫度和濕度。宜吃清淡、具有酸甘滋陰作用的一些食物，如水果、新鮮蔬菜、橄欖等。經常含服潤喉片、薄荷喉片等。

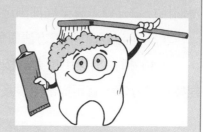

# 098 顳下頜關節紊亂綜合症指壓妙招

　　顳下頜關節紊亂綜合症是口腔頜面部常見的疾病之一，好發於青壯年，以20～30歲患病率最高。顳下頜關節紊亂綜合症主要的表現有局部痠脹、疼痛、彈響和運動障礙。疼痛部位可在關節區或關節周圍，並可伴有輕重不等的壓痛。關節痠脹或疼痛尤以咀嚼及張口時明顯。彈響在張口活動時出現，可為清脆的單響聲或碎裂的連響聲。常見的運動阻礙為張口受限，還可伴有顳部疼痛、頭暈、耳鳴等症狀。

**方法1**

　　（1）取坐位。一手食、中、無名指指腹著力，揉患側下頜關節及其周圍，反覆施術約2分鐘。

（2）取坐位。一手食、中指著力，置於患側耳廓前後，中指重點用力，反覆擦摩約2分鐘。

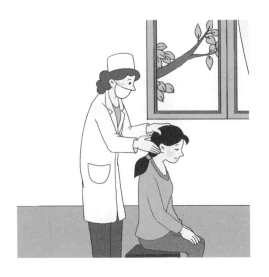

**方法2**

（1）患者坐位。施術者立於一側，一手扶頭，另一手中指端著力，分別點按耳垂下緣凹陷處翳風穴、下頜角前上方約一橫指處頰車穴、顴弓與下頜切跡之間凹陷處下關穴，每穴各約1分鐘。

（2）患者坐位。施術者立於一側，一手扶頭，另一手拇指螺紋面著力，按揉患側面部。以患部痛點為中心，反覆施術約5分鐘。手法要輕柔緩和，以患者感到局部發熱為宜。

（3）患者坐位，枕部靠牆。施術者兩手托其兩側下頜，囑患者張口放鬆患部，作上下左右緩慢搖動約1分鐘。

**方法3**

（1）患者通常取坐位，施術者先用右手掌心擦法、魚際擦法在兩側面部反覆施術3～5分鐘。

（2）緊接上法，施術者用右手拇指指壓患側的頰車、地倉穴，反覆施術3～5分鐘。

（3）緊接上法。施術者再分別指壓人中、合谷穴3～5分鐘。

方法4

（1）中指指腹輕輕揉按下關穴，每隔10秒鐘放鬆1次。反覆揉按1～2分鐘，直至局部出現輕微痠脹感為止。

（2）拇指指腹用中等力道揉按頰車穴，每隔10秒鐘放鬆1次。反覆揉按1～2分鐘，直至局部出現痠脹感為止。

（3）拇指指端用重力捏按合谷穴，每隔10秒鐘放鬆1次。反覆捏按2～3分鐘，直至局部出現明顯痠脹感為止。

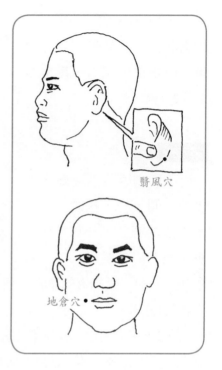

翳風穴

地倉穴

（4）中指指腹用重力揉按足三里穴，每隔20秒鐘放鬆1次。反覆揉按3～5分鐘，直至局部出現持續痠脹感為止。

專家建議

　　顳下頜關節紊亂綜合症的具體治療措施有：①矯正咬合關係，由口腔專科檢查治療。②封閉療法，可用0.25～0.5％普魯卡因3CC～5CC做局部封閉。常用於張口過大的患者。③氯乙烷噴霧配合按摩，可以緩解咀嚼肌痙攣。④針刺療法，取下關、聽宮、頰車、合谷穴，配翳風、太陽穴。⑤超短波、離子導入、電刺激及磁療等局部理療有一定療效。治療的同時，要糾正不良習慣（如單側咀嚼），並防止張口過大等。

## 099 牙痛指壓妙招

　　牙痛是口腔的常見病症。引發牙痛的原因主要有齲病、牙髓炎、牙周炎、冠周炎等口腔疾病。齲病俗稱「蟲牙」，常因細菌作用、食物滯留、唾液品質的改變、牙齒結構或形態的變化等因素所致，以牙齒色、形、質的改變為其特點。牙齒可由透明的乳白色逐漸變得呈褐色乃至黑色，可生成齲洞，伴有牙齒過敏和觸壓痛，每受冷刺激都有明顯的疼痛。發生牙髓炎時，可有劇烈的疼痛，疼痛呈自發性、間歇性乃至持續性，夜臥加重，逢冷、熱加重。牙周炎是指炎症波及整個牙齒的支援組織，除有牙齦充血、腫脹、增生肥大外，還可因牙周膿腫而發生嚴重的疼痛，常伴有不同程度的發熱、頜下淋巴結腫大、壓痛等。冠周炎早期患處疼痛，咀嚼時加重，牙冠周圍組織有紅腫、壓痛，隨病情發展還有畏寒、發熱，下頜部腫脹、壓痛及有不同程度的張口困難和吞嚥疼痛。中醫認為，牙痛有實、虛之分，實痛多因胃火引起牙齦紅腫，虛痛多由肝火上炎或風熱、火毒上攻所致。採用指壓按摩多能緩解牙痛。

 指壓療法

方法1

　　（1）取坐位。兩手拇指分別置於頸後枕骨下的風池穴，其餘四指

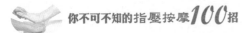
固定在後枕部,拇指端用力
點按約1分鐘。

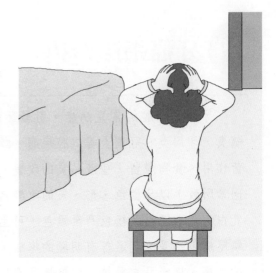

（2）取盤腿位。兩手拇
指端交替著力,分別點按兩
踝關節的內踝與跟腱之間凹
陷處太溪穴各約2分鐘。

（3）取坐位。患側的一
手拇指端著力,推按顴弓與
下頜切跡之間凹陷處的下關
穴約1分鐘。

### 方法2

（1）患者坐位或臥位。施術者一手拇指螺紋面,分別按兩側手背
的合谷穴各約3分鐘,以感痠脹、沉麻為宜。

（2）患者坐位。施術者立於背後,兩手指同時著力,分別捏拿兩
側第7頸椎與肩峰連線之中點的肩井穴,各約1分鐘。

（3）患者仰臥位。施術者坐於頭後,兩手食、中、無名指螺紋面
同時著力,分別輕揉兩側面頰約2分鐘,重點揉患側。

（4）患者仰臥位。施術者坐於頭後,兩手中指著力,分別同時點
按兩側下頜角前上方約一橫指處的頰車穴,約1分鐘。

### 方法3

上牙痛:施術者用一手食指端持續點壓患側下關穴5～10分鐘;另
一手拇指同時扣掐合谷穴或三間穴200～300下。

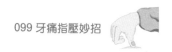

下牙痛：施術者用拇指、食指分別按壓患側頰孔、頰車穴3～5分鐘，然後以拇指點壓重按大杼穴100～200下。

### 方法4

（1）中指指腹用重力揉按頰車穴，每隔20秒鐘放鬆1次。反覆揉按2～3分鐘，直至局部出現明顯痠脹感或牙痛緩解為止。

（2）下關、顴髎、大迎三穴的治療方法與頰車穴相同。

（3）拇指指端用重力捏按合谷穴，每隔20秒鐘放鬆1次。反覆捏按2～3分鐘，直至局部出現明顯痠脹感為止。

（4）拇指指尖用重力切按太沖穴，每隔20秒鐘放鬆1次。反覆切按2～3分鐘，直至局部出現明顯痠脹感為止。

### 方法5

（1）患者取坐位，施術者先用右手點掐和指壓合谷、外關穴，各3～5分鐘，力道要重。

（2）緊接上法，施術者在牙痛的一側面部，找到阿是穴，指壓3～5分鐘。

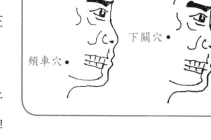

（3）如果是腎陰不足的牙痛，可加指壓湧泉穴；如果是脾胃積熱引起的牙痛，可加指壓足三里、三陰交穴。

專家建議

　　平時要注意口腔衛生，養成「早晚刷牙，飯後漱口」的良好習慣。發現蛀牙後要及時治療。睡前不宜吃糖、餅乾之類的食物。宜多吃清胃火及清肝火的食物，如南瓜、西瓜、荸薺、芹菜、蘿蔔等。忌酒及熱性動火食品。保持排便通暢，不要使糞毒上攻。不要吃過硬的食物，少吃過酸、過冷、過熱的食物。

## 100 鼻出血指壓妙招

　　鼻出血是多種疾病的常見症狀。引起鼻出血的原因有局部性和全身性兩大類。鼻腔局部病因有鼻外傷、炎症、瘜肉、腫瘤等，全身病因有高血壓、動脈硬化、血液病、肺心病、風濕熱、中毒、維生素類缺乏以及某些烈性傳染病等。中醫稱少量出血為「鼻衄」，稱嚴重出血不止為「鼻洪」。

### 指壓療法

方法1

　　施術者急以一手拇指端重按人中穴2～3分鐘，另一手扣掐左側或右側合谷穴50下。

### 方法2

施術者急以一手指重按上星穴，另一手拇指、食指以重力按揉頸後風池穴，有節奏地逐漸加重力道，各50～100下。

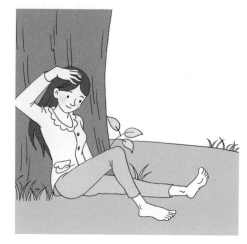

### 方法3

施術者用拇指、食指同時扣掐患側的少商穴、老商穴各30～50下。如兩鼻孔出血，可同時掐兩側穴道或交替扣掐。

### 方法4

患者兩食指將雙耳屏按壓於外耳口，使耳道閉塞，以能耐受為準，約2～3分鐘。施術者急用拇指重點或來回推按患側掌根穴100～200下，使局部發熱。

#### 專家建議

預防鼻出血，首先應改正挖鼻孔的不良癖好，積極防治鼻炎、鼻竇炎等疾病。平時應維持正常休息，多吃新鮮水果、蔬菜，如番茄、芹菜、蘿蔔、蓮藕、荸薺、西瓜、雪梨、枇杷、橙、橘子、山楂等。忌食辛燥、煎炸食品。

國家圖書館出版品預行編目資料

你不可不知的指壓按摩100招 / 王書友,蔡鳴作.
-- 初版. -- 新北市：華志文化，2014.03
面；　公分. --（健康養生小百科；22）

ISBN 978-986-5936-71-6（平裝）

1. 指壓　2. 按摩

413.93　　　　　　　　　　　　　　103001111

系列／健康養生小百科 ０２２

書名／你不可不知的指壓按摩一〇〇招

華志文化事業有限公司

作　　者　王書友、蔡鳴醫師

執行編輯　林雅婷

美術編輯　簡郁庭

封面設計　黃雲華

文字校對　陳麗鳳

企劃執行　康敏才

總 編 輯　黃志中

社　　長　楊凱翔

出 版 者　華志文化事業有限公司

電子信箱　huachihbook@yahoo.com.tw

排版印刷　辰皓國際出版製作有限公司

地　　址　116台北市興隆路四段九十六巷三弄六號四樓

電　　話　02-22341779

總經銷商　旭昇圖書有限公司

地　　址　235新北市中和區中山路二段三五二號二樓

電　　話　02-22451480

傳　　真　02-22451479

郵政劃撥　戶名：旭昇圖書有限公司（帳號：12935041）

電子信箱　s1686688@ms31.hinet.net

出版日期　西元二〇一四年三月初版第一刷

售　　價　二八〇元

版權所有　禁止翻印

本書由江蘇科學技術出版社獨家授權台灣華志出版

Printed in Taiwan

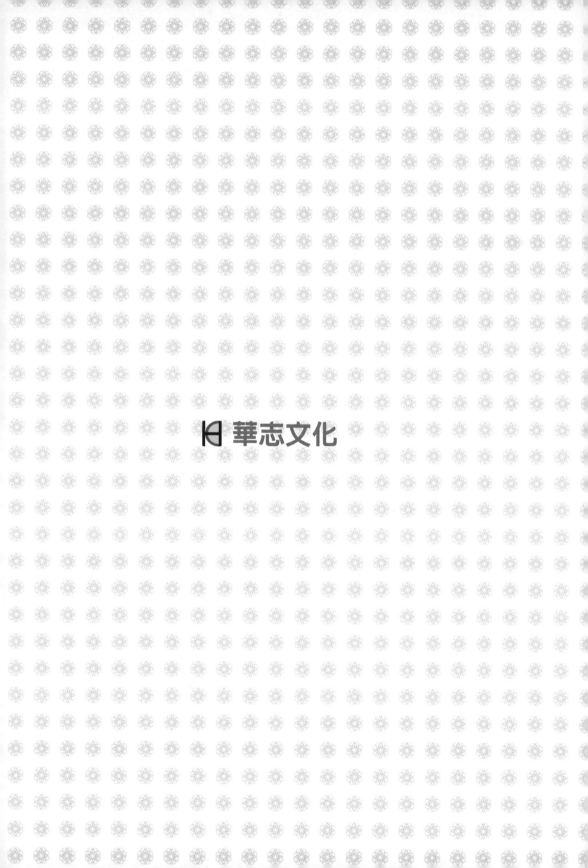

華志文化

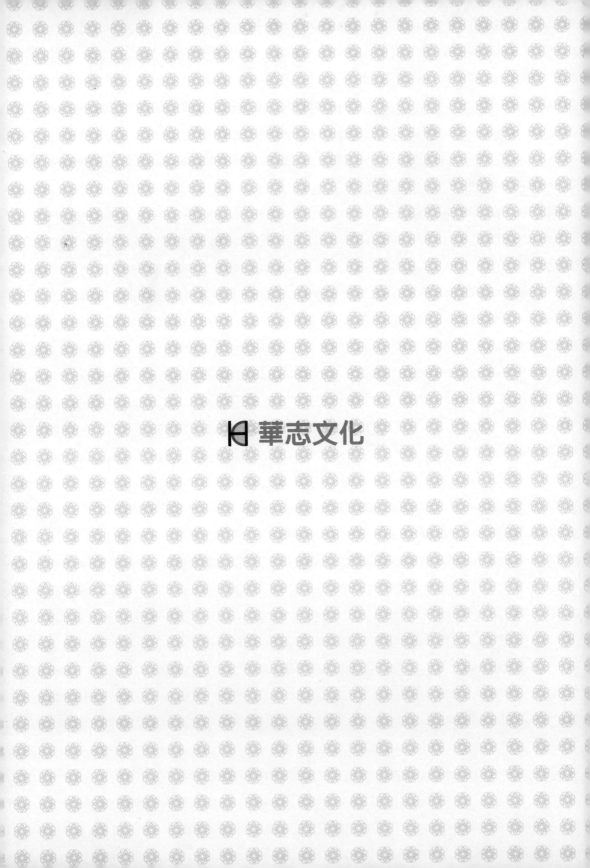
華志文化